내 몸의 병을 내가 고치는
우리 집 건강 주치의, 〈내 몸을 살린다〉 시리즈 북!

현대인들에게 건강관리는 자칫 소홀히 여겨질 수 있는 부분이기도 합니다. 소 잃고 외양간 고친다는 말처럼, 큰 질병에 걸리고 나서야 건강의 소중함을 깨닫는 경우가 적지 않기 때문입니다. 이에 〈내 몸을 살린다〉 시리즈는 일상 속의 작은 습관들과 평상시의 노력만으로도 건강한 상태를 유지할 수 있는 새로운 건강 지표를 제시합니다.

〈내 몸을 살린다〉는 오랜 시간 검증된 다양한 치료법, 과학적·의학적 수치를 통해 현대인들 누구나 쉽게 일상 속에 적용할 수 있도록 구성되었습니다. 가정의학부터 영양학, 대체의학까지 다양한 분야의 전문가들이 기획 집필한 이 시리즈는 몸과 마음의 건강 모두를 열망하는 현대인들의 요구에 걸맞게 가장 핵심적이고 실행 가능한 내용만을 선별해 모았습니다. 흔히 건강관리도 하나의 노력이라고 합니다. 건강한 것을 가까이 할수록 몸도 마음도 건강해집니다. 책장에 꽂아둔 〈내 몸을 살린다〉 시리즈가 여러분에게 풍부한 건강 지식 정보를 제공하여 건강한 삶을 영위하는 든든한 가정 주치의가 될 것입니다.

영양요법 내 몸을 살린다

김윤선 지음

모아북스
MOABOOKS

저자 소개

김윤선 | 이학박사. 한의학 박사 수료. 현재 미주여성 포털사이트 missyusa.com 〈약이 되는 한국음식〉 컬럼니스트로 활동 중이며, 미국 방송 Voice of America 〈애틀랜타 장금이의 약이 되는 한국음식〉 방송에 출연하고 있다. 대교방송 8부작 〈소아약선 - 비만 아토피 야뇨/야제〉 등에 출연했으며, 저서로는 「약이 되는 한국음식」, 「실험 조리」, 「식생활의 관리」, 「통합적 유아 요리 활동의 이론과 실제」, 「면역력, 내 몸을 살린다」, 「석류, 내 몸을 살린다」, 「디톡스, 내 몸을 살린다」 등이 있다.

영양요법, 내 몸을 살린다

1판 3쇄 인쇄 | 2012년 04월 12일
1판 1쇄 발행 | 2010년 01월 20일

지은이 | 김윤선
발행인 | 이용길

발행처 | MOABOOKS 모아북스
관리 | 정 윤
디자인 | 이룸

출판등록번호 | 제 10-1857호
등록일자 | 1999. 11. 15
등록된 곳 | 경기도 고양시 일산구 백석동 1332-1 레이크하임 404호
대표 전화 | 0505-627-9784
팩스 | 031-902-5236
홈페이지 | http://www.moabooks.com
이메일 | moabooks@hanmail.net
ISBN | 978-89-90539-70-0   03570

이 책은 저작권법에 따라 보호를 받는 저작물이므로 무단전재와 무단복제를 금합니다.
이 책 내용의 전부 또는 일부를 이용하려면 반드시 모아북스의 서면동의를 받아야 합니다.

· 좋은 책은 좋은 독자가 만듭니다.
· 본 도서의 구성, 표현안을 오디오 및 영상물로 제작, 배포할 수 없습니다.
· 독자 여러분의 의견에 항상 귀를 기울이고 있습니다.
· 저자와의 협의 하에 인지를 붙이지 않습니다.
· 잘못 만들어진 책은 구입하신 서점이나 본사로 연락하시면 교환해 드립니다.

•••• Contents ••••

건강과 질병은 무엇을 먹느냐에서 시작된다

어렸을 때 우리가 어른들로부터 흔히 들었던 말들 중에 "음식을 먹을 때 영양을 골고루 섭취해야 건강하다"는 말이 있다. 그래서 행여 편식이라도 하게 되면 "너 그러다가 몸이 약해지면 어쩌려고 그러니" 꾸중을 듣기도 했다.

나아가 식단을 짤 때 단백질 식품과 야채, 밥 등이 적절히 어우러진 것이 최고의 건강 식단으로 여겼던 것도, 우리를 건강하게 하거나 아프게 하는 많은 원인들이 음식의 영양 균형에 있다는 믿음이 있었기 때문이다.

물론 이런 믿음들은 예나 지금이나 변함이 없다. 많은 이들이 더 건강한 삶을 위해 영양 균형에 신경 쓰고 있고, 나아가 밥상 위에서도 혁명의 열풍이 불고 있다. 그렇다면 이런 영양은 왜 중요한 것일까?

영양이란, 동물이나 생물의 생명유지에 필요한 양분을 뜻한다. 우리 인간은 매일 빠짐없이 숨을 쉬고 일하고 휴식하고 수면을 취하는 등 여러 가지 활동을 전개한다. 이럴 때 영양소는 우리 몸을 움직이는 원동력이자 인체의 건강을 좌우하는 근골격, 혈관 등을 재생하고 면역력에까지 관련한다.

또한 이 영양은 심지어 우리 목숨이나 장애, 질병과도 관련된다. 영양학적 측면에서 인체에 필요한 필수 영양소로는 탄수화물, 지방, 단백질, 비타민, 미네랄의 다섯 가지가 있는데, 이를 충분하고 균형 있게 섭취하면 건강과 장수를 할 수 있다. 그러나 만일 이 중 한 가지라도 완전히 제외된다면 생체 기능이 정상적인 활동을 멈춰 죽음을 맞게 된다.

실제로 우리가 흔히 알고 있는 단백질, 무기질, 비타민 등의 영양소를 보자. 이 중에 하나라도 부족할 경우 우리 몸은 외적으로 또는 내적으로 치명타를 입는다. 대표적인 예가 바로 어린이의 발육부진이다. 한창 중요한 유아 시절 영양실조를 겪은 아이는 평생 동안 그 후유증에 시달리게 된다. 비타민D의 결핍으로 일어나는 구루병처럼 뼈에 칼슘

이 붙기 어려워 뼈의 변형(안짱다리 등)이나 성장 장애 등
이 일어나는 식이다.

　그런데 생활수준이 높아지면서 기아와 굶주림으로 인한
영양실조는 줄었지만 더 큰 문제가 기다리고 있다. 바로 영
양불균형이다. 많은 연구 자료들에 따르면 현대 성인들에
게는 심각한 영양불균형과 국부적 영양결핍이 나타나고 있
는데 가장 큰 원인은 식생활에 대한 부주의이다.
　우리는 더 이상 예전처럼 밥 한 그릇을 소중히 먹지 않는
다. 상을 잘 차려서 밥을 꼭꼭 씹어 먹을 만큼 시간도 많지
않을 뿐더러 제대로 된 영양소를 균형 있게 섭취하는 일에
는 게으르고 스트레스로 인한 폭식과 불규칙한 식사로 건
강한 식습관을 잃어가고 있다.

　뿐만이 아니다. 노벨 의학상을 수상한 알렉시스 캐럴에
의하면 심각한 토양의 오염이 우리 몸의 영양소를 앗아가
고 있다고 말한다. 토양이 척박해지면서 영양소 파괴가 이
루어져 거기서 자라는 식물을 섭취하는 우리 몸도 영양결
핍을 겪을 수밖에 없다는 것이다. 나아가 곡물의 생산량을

증대시키기 위해 사용하는 비료, 살충제, 제초제 등도 식물의 영양소를 감소시키게 된다.

그러나 진짜 불행은 여기서 시작된다. 이 같은 영양불균형이 우리의 질병과 직접적으로 연관을 가진다는 점이다. 어린이의 아토피성 피부염, 이유를 알 수 없는 탈모나 알레르기성 질환, 나아가 암과 당뇨 같은 수많은 위험 질환들이 바로 이 영양불균형에서 기인한다.

이 책은 바로 이 같은 심각한 영양의 불균형 상태를 어떻게 극복하고, 나아가 건강한 삶을 유지할 수 있을지를 고민한 책이다. 현재 우리 몸을 괴롭히고 있는 수많은 질병들은 단순히 약이나 의사의 처방, 외과적 수술로 완치할 수 있는 것이 아니다. 앞서 말한 우리 몸의 근간이 되는 영양의 불균형의 문제가 해결되지 않는 한 약과 치료는 미봉책에 불가능한 것이다.

그리고 이 같은 현대의학의 문제들에 대한 새로운 문제 제기를 통해 최근 건강 열풍에서 주목을 받고 있는 자연치유와 생활습관 교정, 이것의 기본이 되는 건강한 영양 섭식의 과정과 방법, 과학적인 영양 요법의 내용들을 이 책에서

만나볼 수 있다.

- 가족들의 건강을 염려하시는 분들
- 심각한 만성질환에 시달리고 계신 분들
- 영양결핍과 영양요법에 대해 더 많은 정보를
  얻고자 하는 분들
- 건강식품에 대해 관심이 있으신 분들

이 모든 분들에게 이 책이 도움이 되기를 바란다.

2009. 12　김 윤선

1장

현대사회가 가져온 무서운 재앙, 영양 불균형

현대사회는 인간에게 여러모로 혜택을 주었다. 경제발전으로 인해 결식 가정 수가 대폭 줄어들면서 이제 우리는 세 끼를 해결해야 한다는 공포로부터 벗어나게 되었다. 이제 우리는 배고프지 않게 마음껏 먹을 수 있고, 다양하고 더 맛있는 음식을 즐길 수 있는 여건을 갖추게 되었다.

그러나 이 풍요의 이면에는 우리의 건강을 위협하는 것이 있다. 바로 식생활을 통한 식습관의 변화와 환경오염이다.

우리는 나날이 서구화되는 식습관, 나아가 인스턴트와 가공식품의 위협으로 인해 여러 질병에 시달리는 것은 물론 환경파괴로 인한 위협 요소들이 증가하면서 우리가 먹는 식품들도 제대로 된 영양 공급을 해줄 수 없는 상황으로 바뀌었다. 실제로 한국인의 영양섭취 실태 조사에 의하면 현재 한국인들은 대부분의 사람들이 영양불균형 상태라고 한다. 우리가 먹고 있는 음식들은 칼로리는 높지만 영양 섭취 비율은 떨어지고 있는 상황인 것이다.

과연 한국인의 밥상에는 어떤 일이 벌어지고 있는지 궁금하지 않으세요?

지금부터 영양불균형이라는 상태의 해결점을 하나씩 살펴보도록 하자.

1) 한국인의 밥상이 위험하다

대개 국민들의 식생활은 그 나라의 사회적, 경제적, 정치적 구조에 따라 계속해서 변한다. 그것은 우리나라도 예외가 아니다. 우리나라의 경우 일제 강점기와 한국전쟁을 거칠 무렵 극히 심각한 영양결핍 상태가 만연했다.

그때는 밥, 국, 김치를 주요 식단으로 하는 곡류와 야채 위주의 식사인 데다가 그마저도 세 끼 모두를 챙겨 먹기 힘들었기 때문이다. 대부분은 주로 한 끼 내지 두 끼는 밥 대신 죽을 먹었고 걸식 인구도 상당수에 달했다.

하지만 한국전쟁 이후 급속화된 경제발전은 완전히 다른 양상을 가져왔다. 전쟁 이후의 베이비붐 현상이 일어나면서 인구증가율이 높아지자 식량 부족이 심각한 문제로 대두되었고, 이로 인해 정부가 혼식 장려, 쌀 품종 개량, 가족계획 등을 강력하게 추진하면서 식량 문제 해결에 박차를 가한 것이다.

그렇다면 지금 우리의 식단은 그때와 비교할 때 어떻게 변했을까?

1970년대 이후 빠른 경제성장에 힘입어 우리 식탁은 완전히 달라졌다. 우선 동물성 식품이 차지하는 비율이 급격히 늘었고, 비만을 비롯한 만성퇴행성 질환의 발생율도 꾸준한 증가 추세를 보이고 있으며, 사망원인의 패턴이 선진국을 닮아가고 있다 이는 풍요로움에서 비롯된 영양과다 내지는 영양 불균형이라는 여러 부작용 때문이다.

경제성장에 따라 1인당 GNP가 증가된 뒤 가장 먼저 눈에 띄는 변화는 설탕류, 육류, 계란류, 우유류 및 유지류의 공급량의 증가이다. 이는 영양소 중에 열량, 단백질, 지질량이 증가했다는 것을 의미한다.

물론 잘 먹고 잘 살게 되었다는 것은 좋은 일이다. 하지만 변화는 늘 긍정적 요소 부정적 요소를 동반하게 마련인데 이런 급속한 경제발전과 시대의 변화에 가장 큰 직격탄을 맞은 것이 바로 우리의 밥상이다.

현대 사회가 세분화되고 많은 이들이 농업을 접고 도시로 몰려들면서 사회의 압축적인 여유를 우리로부터 편하게 식사할 수 있는 시간의 자유를 앗아갔다. 바쁜 현대인들은 음식을 먹는 즐거움을 알지 못한 채 불규칙한 식사를 대강 섭취하고, 바쁜 시간을 아끼기 위해 가공식품을 이용한다. 그 결과 가장 먼저 쌀 소비가 감소했고, 식생활의 서구화로 패스트푸드와 인스턴트 식품 소비량이 증가했다.

심지어 입맛이 자극적인 맛에 길들여져 몸에 좋은 영양 식단을 멀리하게까지 만들었다. 또한 맞벌이 가정이 증가하면서 가족 전체가 아침밥을 먹지 않는 가정도 증가하고 있다.

이런 문제는 가장 먼저 우리 몸에 눈에 보이는 질병을 가져온다. 우선 식품산업기술이 발달하면서 등장한 이런 인스턴트식품, 냉동식품, 간이식품의 범람은 일부 영양소의

넘치거나 부족함으로 인한 영양불균형을 발생시킨다. 열량
은 높지만 필수 영양소인 비타민과 무기질은 결핍되는 식
생활 문화를 만들어놓은 것이다.

　나아가 이런 식품들에는 인체에 유해한 물질들이 다량 포
함되어 있어 체내에서 여러 가지 문제를 야기하게 된다. 심
지어 이들 화학첨가물 가운데는 발암물질의 원인이 되거나
간접적으로 암을 일으키는 것도 있다.

* 각종 가공식품에 포함된 화학첨가물의 유해성

식품종류	식품첨가물	식품첨가물 제거방법	인체에 미치는 영향
단무지	사카린나트륨	찬물에 5분정도 담가둔다	소화기, 콩팥장애, 발암성
어묵	소르빈산칼슘	뜨거운물에 헹군다 또는 뜨거운물을 뿌려준다	중추신경마비/출혈성 위염 간에영향/발암성 눈/피부점막 자극
맛살	착색제 산도조절제	찬물에 담가둔다	간/혈액/콩팥 장애 발암성/생식기 저하
햄	아질산나트륨 발색제	뜨거운물에 2~3분 데친다	구토 호흡곤란 어린이 집중력 결핍/분노 어린이 뇌손상/천식/우울증
햄(캔용)	아질산나트륨 MSG 타르색소	캔을 개봉하면 위에 노란 기름을 잘라내고 요리한다	구토 호흡곤란 어린이 집중력 결핍/분노 어린이 뇌손상/천식/우울증

비엔나햄	아질산나트륨 MSG 타르색소	칼집을내어 뜨거운물에 2~3분 데친다	구토 호흡곤란 어린이 집중력 결핍/분노 어린이 뇌손상/천식/우울증
베이컨	아질산나트륨 산화방지제 인공색소	끓는물에 데친뒤 커친타올에 올려 기름을 제거한다	구토 호흡곤란 어린이 집중력 결핍/분노 어린이 뇌손상/천식/우울증
통조림/옥수수	방부제 산화방지제	체에 받쳐 찬물에 행군다	중추신경마비/출혈성 위염 발암성/피부점막 자극 콜레스테롤 상승
두 부	응고제 소포제 살균제	찬물에 헹군다 남은것은 찬물에 담가 유리용기 넣어 냉장 보관한다	피부염/고환 위축/발암성
식 빵	방부제 젖산칼슘	굽거나 전자렌지에 살짝 대워 먹는다	중추신경마비/출혈성 위염 간에영향/발암성 눈/피부점막 자극
라 면	산화방지제	면만 삶은후 찬물에 헹궈 다시 끓여 먹는다	콜레스테롤 상승/ 호르몬제에서 발암성 유발 유전자 손상/염색체 이동

　　현대사회의 식생활 문제는 여기에서 멈추지 않는다. 많은 이들이 알다시피 현대사회는 환경오염이 커다란 화두로 등장하고 있다. 그 중에 하나가 바로 화학 농법에 의한 작물의 영양 손실이다.

　　근대농법인 화학농법은 맛과 향기뿐 아니라 영양가 측면에서 탄수화물이나 비타민류, 무기질 군을 대폭적으로 감소시키고 장기적으로 토양을 오염시킨다. 심지어 1910년대의 사과 두 개에서 얻었던 영양소를 지금 얻으려면 무려 30개의 사과를 먹어야 한다는 연구 결과까지 있을 정도이다.

또한 이런 음식들을 지속적으로 먹게 될 경우 우리의 체내에서는 필연적으로 무기질의 결핍과 불균형이 발생하게 된다.

즉 화학농법은 대량생산과 품종개량, 속성재배, 온실재배를 통해 언제라도 작물류를 구할 수 있는 편의를 제공했지만 그 맛은 싱거워지고 영양가도 감소되었다.

다시 말해 지금 우리가 먹고 있는 음식은 영양학적으로 볼 때 가치가 낮은 저영양 음식들이며, 다시금 영양을 회복하고 건강한 삶을 유지하려면 이런 상황에 대한 적절한 대책이 절실하게 필요하다.

2) 영양결핍보다 무서운 영양과다

그렇다면 과연 영양결핍으로 인한 불균형만 무서운 걸까?

영양은 모자란 것도 문제이지만 넘치는 것도 문제이다.

영양과다도 위험하다는 뜻이다. 많은 의학 용어 사전에서는 영양과다를 '영양소의 과잉섭취로 인한 영양 불량 상태, 비만과 성인병 등이 그 예' 라고 정의한다.

영양과다는 여러 영양소에서 나타날 수 있는데 그 중에 우리 몸에 큰 해를 미치는 것이 바로 나트륨과 당분, 그리고 지방의 과다섭취이다.

- 나트륨 과다 위험

나트륨은 우리 몸에 꼭 필요한 영양 성분이지만 과다 섭취하면 고혈압, 뇌졸중, 위암, 식도암, 골다공증 등 각종 질병의 원인이 된다.

실제로 한 신문보도에 의하면 어린이들이 좋아하는 햄·소시지 등 축산 가공품의 나트륨(Na) 함량이 표시보다 최대 3배까지 높게 함유된 것으로 조사됐다.

2009년 대형마트 33곳에서 햄 소시지 치즈 양념육 등 축산물 가공품 563개를 거둬 나트륨 함량을 검사한 결과 표시량의 허용 오차범위(1.2배)를 초과한 제품 14개(2.5%)를 적발한 것이다.

이런 나트륨의 위험성은 익히 잘 알려져 있지만 무엇보다 청소년의 칼슘 형성, 나아가 노인층의 혈압에 큰 영향을 미친다. 소금의 주성분인 나트륨은 체내에서 칼슘의 배출을 활성화시키는 물질로 소변으로 나트륨이 2.3g 배출될 때마다 약 24~40㎎의 칼슘이 빠져나가고, 과다한 나트륨이 고혈압의 원인이 되기 때문이다.

문제는 한국인의 나트륨 하루 평균 섭취량은 4903㎎으로 세계보건기구(WHO)가 권장하는 2000㎎보다 배 이상이 높다는 점이다. 이는 우리가 국물 요리 등을 많이 섭취하고 젓갈, 장류를 많이 먹기 때문이라는 지적도 있지만, 근원적으로 인스턴트와 가공식품에 많은 나트륨들이 포함되어 있기 때문이라고 보는 편이 현실적일 것이다.

- 당분 과다 위험

얼마 전 아이들이 먹는 이유식에 무려 23%의 설탕이 들어간다는 기사가 실려 엄마들이 발칵 뒤집힌 적이 있었다. 당분은 적절히 섭취하면 피로를 풀어주고 기분을 좋게 하지만 그것도 설탕의 경우는 좋지 않다. 설탕은 정제와 가공으로 섬유질이 전혀 없어 혈당에 영향을 미치는 속도가 훨씬 빠르기 때문이다.

이런 섬유질 없는 설탕을 많이 먹을 경우 혈당이 급격하게 떨어지게 되는데, 이는 굉장히 위험한 증상이다. 그 이유는 급격히 내려간 혈당이 뇌 대사를 불안정하게 만들기 때문이다. 우리 뇌는 단백질도, 지방도 에너지원으로 사용하지 못하며 오로지 포도당만을 에너지원으로 사용한다.

따라서 빨리 소화돼 없어지는 설탕을 많이 먹거나 오랜 시간 섬유질이 결핍된 식사를 하게 되면 우리 뇌는 안정적으로 두뇌 회전의 연료를 공급받지 못해 불안·초조·산만·집중력 저하를 나타내게 되고 심각할 경우 혈당 저하로 인한 쇼크에 빠질 수도 있다.

그 외에도 당분은 과다 섭취할 경우 영양불균형을 초래하고, 비만과 충치, 당뇨병, 암 등을 유발하는 것으로 알려져 있다.

당분 과잉섭취, 췌장암 위험
- 無당분에 비해 걸릴 확률 90% 높아

당분을 과도하게 섭취하면 췌장암 위험이 높아진다는 연구결과가 나왔다.

스웨덴 카롤린스카 의과대학의 수산나 라르손 박사는 미국의 영양학전문지 '임상영양학 저널(Journal of Clinical Nutrition)' 최신호에 발표한 연구논문에서 1997~2005년 사이에 남녀 8만 여 명을 대상으로 실시한 조사분석 결과 이 같은 사실이 밝혀졌다고 말했다.

라르손 박사는 탄산음료나 시럽음료를 하루 2번 이상 마시는 사람은 전혀 마시지 않는 사람에 비해 췌장암 위험이 90%, 커피를 포함해 설탕을 탄 음료를 하루 5번 이상 마시는 사람은 70%, 크

림을 얹은 과일을 하루 1번 이상 마시는 사람은
50% 각각 높은 것으로 나타났다고 밝혔다.

라르손 박사는 이 결과는 당분 섭취량이 췌장
암과 연관이 있음을 보여주는 것이라고 말하고
췌장암은 드문 암이긴 하지만 조기발견이 어렵고
예후가 아주 나쁜 치명적인 암인 만큼 췌장암과
관련된 위험요인들을 알아두는 것이 중요하다고
밝혔다.

세계적으로 매년 약21만6천명이 췌장암 진단
을 받고 있으며 환자 대부분이 선진국에서 나오
고 있다. 췌장암은 진단될 때에는 암세포가 다른
부위로 번진 뒤인 경우가 많아 치료가 어렵다.

2006-11-28 by itmnews

- 지방 과다 위험

한국인의 영양소 섭취 실태를 조사한 연구에 의하면 현
재 우리가 먹는 대부분의 음식들은 그 영양이 불충분할 뿐 아니라 한쪽으로 편중되어 있다는 결과도 나왔다.

그 중에 가장 크게 눈에 띄는 것이 바로 지방이다. 현재 삼겹살, 햄버거, 피자, 아이스크림, 빵과 같은 음식 속에 포함된 지방의 과다 섭취로 인해 우리의 지방 권장량은 기준치를 크게 넘어서고 있는데, 이는 평균 소득이 증가하면서 단백질과 지방 섭취가 두드러진다는 통계와 일치한다.

또한 여기서 주목할 점은 이 지방 섭취량 중에 식물성 보다는 동물성 지방 비율이 훨씬 높다는 점이다.

WHO의 지적에 따르면 동물성 지방을 많이 섭취하면 포화지방산이 증가하고 불포화 지방산이 풍부한 식물성 지방이 감소하게 된다. 다시 말해 열량의 증가가 발생해 비만을 야기하게 된다는 것이다.

그런데 진짜 큰 문제는 이 비만이 단순히 비만으로 그치지 않고 여러 만성적 퇴행성 질환, 그리고 심각한 현대병으로 이어진다는 점에서 우리의 건강을 위협하고 있는 것이다.

많이 섭취해도 해가 되지 않는 비타민C

비타민은 우리 몸의 신진대사에 반드시 필요한 영양소로서, 적은 양으로 대사를 원활하게 하며 정상적 생리기능에 중요한 유기물질이다. 이 비타민은 체내에서 합성되지 않는 것들이 많아 음식물로 섭취해야 하는 만큼 많은 이들이 종합비타민제를 섭취함으로써 부족한 비타민을 보충하고 있다.

이 비타민은 수용성과 지용성 비타민으로 나뉘는데, 지용성 비타민은 과잉 섭취하면 축적되므로 다소 주의가 필요하지만, 수용성 비타민은 많이 섭취하여도 축적되지 않고 배설되므로 걱정하지 않아도 된다. 특히 비타민C는 현대사회의 스트레스가 가장 많이 필요로 하는 이들에게 비타민은 큰 사랑을 받고 있으며 평소 권장량보다 다소 많게 섭취하는 것이 일반적이다.

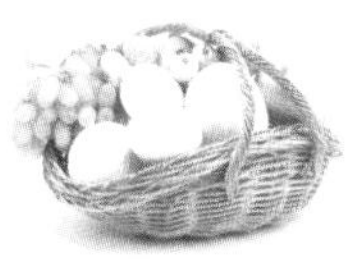

3) 영양불균형이 불러오는 다양한 질병과 증후군들

과도한 영양 섭취와 운동 부족으로 인한 질병인 비만, 이 상지혈증, 당뇨병 등을 앓는 사람이 지난 10년 간 크게 증가한 것으로 나타났다. 2007년 우리 정부의 국민건강영양조사 결과 비만 환자 수가 국민의 31.7%를 육박한 것이다.

* 비만환자 증가 추세

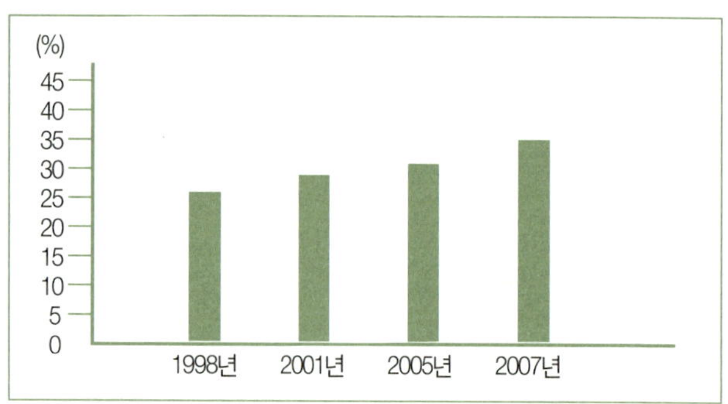

나아가 국민들 중에 고도 비만 환자가 차지하는 비중도 10년 사이 2.3%에서 4.1%로 2배 가까이 뛰어 전체 비만 환자의 증가율보다 높았다. 이는 앞서 설명한 영양의 불균형,

나아가 지방과 당분 등의 섭취로 인한 비만이 심각해졌다는 의미이다. 그렇다면 이 영양불균형으로 인한 질병은 어떤 것들이 있을까?

한 예로 고도 비만은 영양과잉이 불러오는 현상이기도 하지만 동시에 영양 결핍이 원인이기도 하다. 우리가 먹는 음식물에는 '타는 영양소' 와 '태우는 영양소' 가 있다. 그리고 최신의 연구 보고에 의하면 고도 비만은 그저 많이 먹어서만이 아니라, 칼로리를 발생시키는 영양소는 지나치게 섭취한 반면 연소 작용을 돕는 영양소가 부족하기 때문이라고 한다. 다시 말해 영양 대사에 필요한 비타민. 미네랄 등 미량 영양소가 부족한 영양 결핍의 식사 때문에 남는 칼로리를 잘 태워버리지 못하기 때문이다.

현대인의 심각한 미네랄 결핍 요인

- 화학 비료와 연작으로 토양의 미네랄이 고갈되었기 때문
- 곡식의 정제 과정이 미네랄을 유실시켰기 때문
- 인스턴트식품을 많이 먹기 때문

- 스트레스와 약물, 술, 담배가 미네랄을 손실시키기 때문
- 미국상원문서 264호(1936년): 미국 인구의 99%가
  미네랄 부족 현상
- 세계 유니세프 영양보고서(2004년): 전 세계 인구의 1/3
  이상이 미네랄 부족 현상

앞에서와 같이 이를 막는 방법은 '태우는 영양소'를 충분히 공급하여 남는 칼로리가 지방 세포에 쌓이는 것을 막는 것이다. 즉 남는 칼로리를 제거하려면 칼로리가 체내에서 긴요하게 쓰이고 에너지로 전환될 수 있도록 돕고 노폐물을 순조롭게 배설되게끔 비타민과 미네랄을 충분히 섭취해야 한다.

그런가 하면 우리를 공포에 떨게 하는 다양한 현대병과 만성병들도 바로 이 영양의 불균형과 관련이 있다.

한 예로 미국의 영양문제위원회는 "아무도 깨닫지 못하고 있는 사이에 현대인의 식생활 양식이 비자연적인 것으로 전락하였으며, 암, 당뇨병, 심근경색 등등의 현대병은 물론 정신분열증까지도 잘못된 식생활에 기인하는 식원병이다"라고 발표하며 우리가 앓고 있는 질병의 70% 이상이 영

양 불균형으로 인해 발생한다고 강조했다.

다음은 미국의 영양문제위원회에서 밝힌 질병과 영양불균형 사이의 관련이다.

- **저혈당증** : 설탕과 지방의 과다 섭취
- **당뇨병** : 섬유질 없는 과당으로 인한 크롬, 아연, 칼슘, 칼륨의 부족
- **암** : 90%는 식사의 불균형과 몸속에 들어가는 화학물질로 인함
- **어린이 과행동증** : 40%가 첨가물 등 화학물질이 직접적인 원인
- **가정 내 폭력** : 백미나 흰 밀가루 그리고 백설탕과 같은 정백 가공 식품이 원인

이외에도 영양불균형은 사소한 감기는 물론, 만성피로, 알레르기 등 수많은 질병과 관계된다. 그러나 문제는 이런 질병들을 영양불균형 때문이라고 인식하는 이들이 그다지 많지 않다는 점이다.

다음 장부터는 현대의학에 대한 맹신으로부터 벗어나고,

영양요법을 통해 우리 몸 본래의 힘을 회복하기 위한 다양
한 방법들을 알아보자.

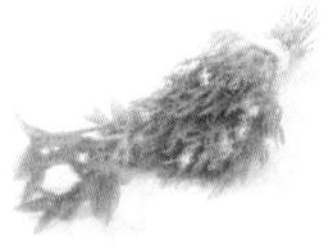

2장

바로잡아야 할 질병과 의학 치료에 대한 편견들

몸이 아플 때 우리가 가장 먼저 찾는 곳은 병원이다. 그렇게 병원에서 진단을 받고 나면 처방전을 끊어 약국을 간다. 하지만 그 이상은 없다. 의사들도 약사들도 우리가 제조 받는 약들이 우리 몸 어디에 어떻게 작용하며 어떤 좋은 점과 위험한 점이 있는지 설명해주지 않는다.

우리는 그저 몸이 아프면, 진단을 받고, 약을 먹을 뿐이다. 물론 현대의학의 발전은 많은 불치병들을 치료 가능한 병으로 전환시키면서 생명연장의 꿈을 가능하게 만들었다. 그러나 과연 현대의학이 우리에게 제시하는 질병의 예방과 치료

방법이 항상 옳은 것인가에 대해 생각해보자. 물론 그렇지만은 않을 것이다. 최근 들어 현대의학의 한계점이 하나둘씩 드러나면서 새로운 대체치료에 대한 관심도 높아지고 있다.

질병이란 한 사람의 유전적 부분, 생활습관, 생활환경 모두에서 발생하는 것인 만큼, 전체를 봐야 그 실체를 알 수 있고, 치료와 예방도 용이할 수 있다는 의견은 물론, 우리가 겪고 있는 대부분의 질병은 우리가 먹는 음식물과 환경에서 온다는 주장도 제기되었다.

그렇다면 과연 우리가 믿고 있는 현대의학은 어떤 부분에서 잘못된 처방을 하고 있는 것일까? 지금부터 우리가 상식처럼 알고 있던 질병과 의학 치료에 대한 편견들을 살펴보고 그것들을 바로잡아가는 과정에 대해 알아보자.

1) 질병 앞에서 의사들과 약사들이 침묵하는 이유

수많은 직업들 중에 의사들만큼 과묵한 이들도 없다. 특히 몇몇 유명한 종합병원들은 초스피드로 끝나는 상담으로 유명하다. 특진이라고 해서 평균 상담 시간이 5분을 안 넘긴다. 다음 환자 대기가 많이 남을수록 의사는 필요한 말만 한다. 질문에 대한 대답도 늘 모호하다.

그럼에도 우리들이 의사들에 대한 믿음은 거의 신앙에 가깝다. 몸이 아프면 습관처럼 병원을 찾고 심지어 일상적으로 병원과 약국을 들락거리는 사람들이 많아 닥터 쇼핑이라는 말이 생겨났을 정도이다.

지금도 병에 걸리면 병원에서 고쳐줄 것이라고 믿는 사람이 적지 않다. 그러나 현실적으로 암이나 고혈압성질환, 심장병, 뇌졸중, 당뇨병, 간장병, 신장병 등의 생활습관병은 현대의학만으로는 치유하기가 어려울 뿐이며, 수술과 항암제 치료 등은 겨우 증상을 억제할 수 있는 상황이다. 더욱이 이러한 치료법은 그 후유증도 만만치 않기에 근본적인 치료법이라고 할 수 없다.

서양의학이 현대의학의 기초가 된 것은 근대에 들어서면서부터인데, 과학의 진보로 항생물질을 비롯한 수많은 신약이 개발되면서 1940년대까지 사망 원인의 상위를 차지하고 있던 폐렴과 결핵이 극복되자 서양의학이 거의 모든 병을 치료할 수 있다는 믿음이 생겨나게 된 것이다.

그러나 사실상 현대의학은 1960년대 후반 무렵부터 급작스럽게 증가한 생활습관병에는 무력하기만 했다.

질병은 크게 두 가지로 나눠볼 수 있다. 하나는 체외에서 세균과 바이러스 등이 침입해 발생하는 것이고, 다른 하나는 오랜 생활습관으로 인해 체내 세포가 변질되거나 내장과 신경 등의 기능이 손상되어 발생한다.

서양의학이 맞서 싸울 수 있는 병은 첫 번째, 이물질의 침입으로 발생한 질병이다. 이럴 때 항생물질 등을 사용해 바이러스를 퇴치하게 된다.

다시 말해 서양의학은 식생활과 운동, 휴식, 흡연, 음주 등 오랜 생활습관으로 생긴 생활습관병에 대해서는 이렇다 할 대응 수단이 없다. 이런 질병은 그 기전과 퇴치해야 할 진단이 명확하지 않기 때문이다.

현대의학은 대부분 임상데이터와 과학적인 근거에 의지한다. 그러나 인체의 근원적인 상태나 영양 균형은 그처럼 딱딱 떨어지는 데이터가 아니다. 이 때문에 서양의학에서는 환자의 자연 치유력을 높여서 병을 치유한다는 개념 자체를 가지고 있지 않다.

예를 들어 혈관에 지방이 쌓여 막히는 동맥경화증을 보

자. 이 병에 걸린 사람들 중에 많은 수가 약만 먹으면 해결될 것이라고 생각한다. 그야말로 안타깝기 그지없다. 이들은 혈중 콜레스테롤 농도를 낮추기 위해 콜레스테롤 억제제를 먹이고, 관상동맥 우회 수술이나 혈관 성형 수술을 받는다. 그렇다면 이런 수술만으로 그의 병은 나은 것일까?

그렇지 않다. 이것은 아주 일시적인 처방에 불과하다. 그가 이런 수술이나 약에만 의지해 육류와 기름진 음식을 계속 먹게 될 경우, 언젠가 몸의 다른 부분의 혈관이 또다시 막혀버릴 것이기 때문이다.

그런가 하면 최근 등장한 과잉 치료도 큰 문제이다. 지나친 치료와 처방, 수술 요법으로 인해 힘겨운 후유증을 겪는 환자들이 많아지면서 병원 치료에 의심을 가지는 이들이 많아지고 있다.

생활과 습관, 영양 상태를 개선하면 얼마든지 나을 수 있는 질병에 과도한 치료가 행해질 경우 우리 몸은 본래의 치유력을 잃고 흔들리게 된다. 그렇다면 병원이 과잉 치료를 무분별하게 시도하는 이유는 무엇 때문인가? 병원도 수익을 내야 하기 때문이다. 의사들은 결코 모든 진실을 정확히 말해주지 않는다. 그들도 병원에서 월급을 받으니 병원의 수익에 연연해야 한다. 또한 매일같이 밀려드는 환자들을 대하느라 눈코 뜰 새 없이 바쁘다. 그런 상황에서 정성을 다한 상담과 관리가 가능할 리 없다.

물론 의사들 모두가 "거짓말쟁이"인 건 아니다. 다만 그들은 침묵과 무관심으로 위장한 '잠재적인 거짓말쟁이' 들일 수도 있다. 그러나 누가 거짓말을 하고 누가 진실한지를 가려내는 것은 일반 환자들에게는 어려운 일이다.

따라서 제일 좋은 방법은 병원을 최후의 수단이라 생각하고 가능한 한 스스로 건강 지식을 습득해 일상생활 속에서 운동과 식단 등으로 건강 규칙을 세우는 것이다.

2) 질병보다 무서운 약의 세계

현대의학의 가장 큰 성과를 꼽는다면 바로 질병 치료제인 약의 개발일 것이다. 약은 원래 우리 몸의 질병을 치료하거나 예방할 때 쓰이는 유용한 물질이다.

현재 우리가 먹고 있는 화학합성의약품이 등장하기 전까지 우리는 생약이나 음식 자체를 약으로 삼았다. 그러나 19

세기 화학과 의학기술이 발달하면서 특정한 유효 성분을 추출해 약으로 만들게 되었다.

현재 우리는 약 2만 8000여 종의 약을 먹고 있다. 그렇다면 이 엄청난 종류의 약이 어떤 효능을 가지고 있는지 부작용은 무엇인지 제대로 아는 사람은 얼마나 있을까?

흔히 현대의학의 화학합성의약은 '양날의 칼'이라고 불린다. 만일 이것을 적절히 사용하면 충분히 효능을 볼 수 있다. 특히 세균성 감염이나 바이러스 등이 그러하다. 하지만 오늘날 이 기적의 약이 또 하나의 얼굴을 드러내기 시작했다. 약에 대한 맹신으로 인한 무분별한 처방이 불러 온 약원병(藥原病)의 탄생이다.

약원병이란 약에 대한 의존도가 높아지면서 우리 몸의 자연치유력이 약해지고 부작용에 시달리는 것을 말한다.

실제로 아무리 유용한 약도 부작용이 없을 수 없다. 그 약이 우리 몸에서 약효를 내는 것도 기본적으로 거기에 독성이 있기 때문이다.

즉 병원균이나 종양 세포 등을 죽이는 물질은 동시에 우리 몸에 중요한 다른 세포와 균도 함께 죽이면서 다양한 부작용을 불러온다. 실제로 중세의 약리학자였던 파라셀수스는 "모든 약은 독이다. 다만 사용량이 다를 뿐"이라고 말한 바 있다.

* 각각의 약에 따른 부작용

약 이름	부작용
스테로이드제	부신 기능 저하, 쿠싱증후군
항히스타민제	졸음과 운동신경의 둔화
페니실린	과민반응으로 인한 쇼크사
항생제	강력한 내성균의 등장
위산 분비 억제제	노화 현상
항암제	면역 기능 저하
신경안정제	극심한 약물 중독
교감신경 억제제	유방암 발생률 증가
화학성 여성호르몬제	암 발생률 증가
당뇨약	지질 축적, 동맥경화
혈압약	성기능 장애
갑상선질환제	위장장애
신부전 치료제	시각장애

그러나 무엇보다도 큰 문제는 약에 의존하면 우리 몸의 자연치유력이 저하되어 면역력이 급격히 떨어진다는 점이다. 예를 들어 변비약을 지속적으로 먹게 되면 결과적으로

대장 기능이 무기력해져 평생 변비약을 복용하게 될 수도 있다.

감기에 걸리거나 두통에 습관적으로 약을 찾는 것도 비슷하다. 인체에 이상이 나타날 경우 우리 몸은 기본적으로 그것을 치유하기 위해 활발한 활동을 한다.

감기에 걸리면 콧물이 나고 열이 나는 것도 바로 그런 자연치유의 과정이다.

그런데 이럴 때 곧바로 약을 써버리면 우리 몸의 치유력은 활동할 기회를 잃고 점점 약해지게 되며, 나아가 면역 시스템이 혼란에 빠지면서 결과적으로 치유력이 무력해지게 된다.

실제로 수많은 연구 결과에 의하면 약을 자주 복용하는 사람이 그렇지 않은 사람보다 각종 질병에 쉽게 걸린다고 한다. 또한 지난 수십 년간 대폭 증가한 간염, 알레르기, 류머티즘성 관절염이 약물 남용으로 인한 면역 기능에서 시작되었다는 연구 결과도 있을 정도이다.

여기서 우리는 현대의학의 아버지라 불리는 히포크라테스의 말을 기억해야 한다. 그는 "진정한 의사는 내 몸 안에 존재한다. 그 의사와 음식물로 고치지 못하는 병은 어떤 명의도 고칠 수 없다"고 말한 바 있다.

이는 곧바로 우리 몸의 면역력이 가장 위대한 의사이며, 우리가 먹는 음식물이 그 면역력에 영향을 미친다는 것을 보여준다. 그럼에도 우리는 오늘날 약물의 남용으로 우리 몸의 진정한 치유의 힘인 자연치유 시스템을 도리어 파괴하고 있다는 것이다.

이제 질병을 치유하고 잃어버린 건강을 회복하려면 약이 아닌 건강한 식습관과 생활습관을 통해 이 자연치유력을 강화해야 할 것이다.

3) 인체의 자연치유 시스템을 파괴하는 현대의학

앞서 설명한 현대의학의 한계는 이제 일반인들에게도 널리 알려진 사실이 되었다. 그러다 보니 이제 많은 이들이 현대의학의 한계를 극복하고 근본적인 치유책을 고민하는 '대체의학' 에 주목하고 있다.

대체의학이란 현대의학이 외면하고 있는 '우리 몸의 자

연치유력을 극대화시키는 건강법'을 말한다.

즉, 우리 체내에 구비된 자연치유력을 증강, 활성화해서 질병과 고통을 지금보다 빠르게 치유하고 억제할 수 있도록 하는 것이다. 그리고 여기에 가장 중요한 개념이 바로 면역력이다.

인체는 스스로를 보호하고 병을 치료하는 힘을 선천적으로 타고나는데, 이 모든 자연치유력과 저항력, 회복력, 생명력 등을 바로 면역력이라고 부른다. 이 면역력은 인류가 지금까지 온갖 질병들과 맞서 싸우면서 오랜 세월 동안 우리 몸에 축적된 생존의 방어 시스템이다.

예를 들어 상처가 나거나 감기에 걸릴 때 아무 치료를 하지 않아도 상처가 아물고 감기가 회복되는 것도 이 면역력이 작용한 결과이다. 그러나 문제는 과잉된 치료와 약물 중독으로 많은 현대인들이 이 귀중한 면역력을 잃어간다는 점이다.

예를 들어 같은 음식을 먹어도 어떤 사람은 식중독에 걸리고 어떤 사람은 걸리지 않는 것도 면역력의 차이 때문인데 현대인들 중에 많은 수가 이 면역력을 잃고 쉽게 질병에 걸리는 상태가 되어가고 있는 것이다.

이런 상황에서 대체의학은 우리 몸의 잃어버린 면역력을 회복해서 스스로 질병을 치유할 수 있는 힘을 기르는 데 그 목적이 있다. 다시 말해 균형 잡힌 식단과 운동과 마인드 컨트롤 등으로 몸의 잃어버린 균형을 회복하고 약 없이도 건강한 회복을 할 수 있도록 돕는다.

실제로 우리 몸의 질병은 결코 갑작스럽게 생겨난 것이 아니다. 대부분의 질병은 그의 생활 속에서 조금씩 생성된 것으로, 자세히 살펴보면 그 밑바닥에는 나쁜 생활습관과 식습관이 깔려 있다.

특히 오늘날 큰 문제가 되고 있는 심장병, 뇌졸중, 당뇨병, 고혈압, 아토피, 암 등의 불치 병들도 바로 이 해로운 생활습관과 식습관에서 비롯된다.

다시 말해 단순히 약물이나 주사, 수술로 해결되는 것이 아니라 나쁜 생활습관을 바꾸어야 근본적으로 치료가 가능해진다.

여기서 일본 대체생활치료 분야의 유명한 권위자이자 세계적인 면역학자인 아보 도오루의 주장을 보자.

그는 암에 걸린 환자에게 수술을 집도하는 것을 부정적으로 바라본다. 생활을 개선하지 않고 단지 수술로만 암이

나을 경우, 1~2년 후 재발 가능성을 항상 안고 있는 것과 다름없다는 것이다.

또한 최근 조기발견과 조기치료에서 암으로 인한 사망률이 꾸준히 상승하고 있는 것도 원인을 제거하지 않은 암 치료 때문이라고 강조한다.

다시 말해 그는 병을 부추기는 잘못된 습관을 바꾸지 않는 한 암 치료는 의미가 없다고 말한다. 실제로 이런 대체치료의 관점은 낯선 것이 아니라 지금껏 현대의학에서도 평소 습관이 중요하다는 점을 강조해왔기 때문이다.

그렇다면 여러분은 어떤가? 아마 대부분은 이 점을 알면서도 불규칙하게 생활하고 인스턴트식품을 먹을 것이다. 또한 과로와 밤샘을 밥 먹듯이 하고, 건강에 문제가 생기면 무조건 병원부터 찾는다. 이는 현대의학에 지나치게 의존하는 경향이 우리 머릿속에 깊이 박혀 있기 때문이다.

그러나 건강에는 왕도가 없다. 강한 몸은 쉽고 빠르게 만들어지는 것도, 약이나 병원이 해결해주는 것도 아니다. 의사나 약을 찾기 전에 스스로 자신의 생활을 점검해보고 나아가 생활관리를 중시하는 대체의학에 관심을 가지며 꾸준히 자연치유 시스템의 힘을 기르는 것이다.

4) 대체의학과 영양

대체의학은 폭넓게 보면 자연을 이용하는 의학이다. 인간의 질병을 자연의 치유력에 기대어 조율하고 복원시키기 때문이다. 실제로 대체의학은 자연에 존재하는 음식물과 공기, 식물 등을 폭넓게 사용한다.

그러나 현대의학과 가장 크게 다른 점은 신체의 한 부분만 치료하는 것이 아니라 몸 전체의 리듬과 흐름을 치유한다는 점이다.

즉 현대의학은 비자연적이고 수동적인 동시에 일시적인 증상 억제를 치료한다면, 대체의학은 자연적인 방법으로 면역력을 강화해서 능동적이며 근원적인 치유를 향해 나아간다.

그렇다면 이런 대체의학에서 가장 중요하게 여기는 것은 무엇일까? 바로 음식물과 식습관이다.

이와 관련해 유명한 말이 있다. "내가 먹은 것이 바로 나다 (I am what I eat)"라는 말이다. 이는 내 몸의 건강은 바로 내가 먹은 것에 의해 만들어진다는 뜻이다.

실제로 우리 인체가 가진 성분(Elements)들은 몇 달 또는 늦어도 1년 안에 대부분이 체외로 빠져나가고 새로운 성분들로 대체된다. 즉 그 기간 동안 내가 먹은 음식과 영양으로 새 몸이 만들어진다는 것이다.

따라서 "무엇을 먹을 것인가?" "어떻게 먹을 것인가?" "언제 먹을 것인가?" 하는 3가지 문제는 우리 몸의 기본적 치유에서 반드시 깊이 생각해봐야 할 문제이다. 그리고 대체의학은 바로 이 점에서 우리 몸에 필요한 영양을 적절히 공급하고 올바른 식습관을 가지는 것이 우리 몸의 구성은 물론 면역력에도 얼마나 중요한지를 강조한다.

실제로 우리가 먹는 음식들에는 수많은 독소들과 수많은 건강한 영양소들이 동시에 내포되어 있다.

어떤 질병이 있을 때 무엇을 먹느냐에 따라 상태가 악화될 수도 호전될 수도 있는 것이다. 최근 들어 음식과 식단을 통해 병을 치료하는 식이요법들이 큰 주목을 받고 있는 것도 그런 이유에서이다.

그런 면에서 제대로 된 영양을 음식물로부터 섭취하고

그 음식의 효능을 제대로 아는 일은 아주 중요하다.

다음 장에서는 이런 새로운 대체의학의 열풍이 중시 여기는 영양치료, 나아가 영양요법에 대해 좀 더 상세히 알아보게 될 것이다.

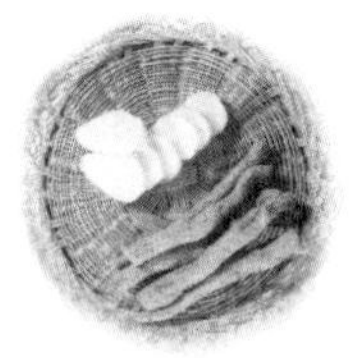

3장

영양요법, 내 몸을 살린다

영양요법은 식사요법과 비슷한 대체의학이 발견한 최고의 치료 중에 하나로서 인간의 몸을 하나의 우주로 본다. 즉 국소적인 질병만 치료하는 것이 아니라 환자의 몸 전체를 양호하게 만드는 치료인 것이다. 즉 현대의학이 추구하는 대증요법이 치료하지 못한 환자도 자연 영양소를 이용한 영양요법을 통해 회복되는 일이 적지 않으며, 일반적인 사람들도 이 영양요법을 이용하면 근본적인 몸의 치유 능력을 강화시켜 더 건강한 몸을 가질 수 있다. 이번 장에서는 대체의학의 신비로 떠오른 영양요법의 중요한 핵심들을 살펴봄으로써 더 건강한 생활을 추구해야 하는 이유를 직접적으로 느낄 수 있을 것이다.

1) 불균형한 영양이 질병을 불러온다

앞서 우리는 우리 몸의 영양과 질병, 현대의학의 한계, 대체치료가 추구하는 영양의 균형에 대해 살펴보았다. 그렇다면 적절한 영양 섭취는 왜 중요한지 그 이유를 보다 직접적으로 살펴보도록 하자.

'생명의 사슬' 이론을 창안한 로저 윌리엄스 박사는 사람이 건강하게 살아가려면 일상적인 식사를 통해 8가지 필수아미노산, 16가지 필수미네랄, 20가지 비타민 등 모두 44가지의 필수 영양소를 공급받아야 한다고 강조한다.

그리고 만일 불균형한 식사로 말미암아 이들 가운데서 단 한 가지만이라도 필요 수준 이하로 떨어져도 생명의 사슬이 망가지고 마침내 질병에 걸리게 된다는 것이다.

다시 말해 이 44가지 영양소들은 마치 진주 목걸이와 같아서 그 중에 한 알만 빠져도 산산이 흩어져 버리고 마는 것이다.

즉 영양요법은 이런 측면을 고려해 우리 몸에 필요한 성분들을 빠지지 않고 골고루 섭취해서 인체의 방어시스템을 튼튼하게 쌓고 자연치유력을 높이는 데 그 목적이 있다.

그렇다면 이렇게 영양의 사슬이 파괴되면 우리 몸에서는 어떤 일이 벌어질지 궁금하지 않으세요?

최근 들어 우리는 다이어트, 인스턴트 식품, 스트레스, 불규칙한 생활습관, 흡연 등으로 우리 몸의 영양불균형을 재촉하고 있다. 풍요로운 음식문화 속에서 정작 영양불균형 병에 걸렸다는 사실을 인식하지 못하고 있는 것이다.

실제로 암 연구 권위자인 윌리엄 리진스키 박사는 "대부분의 암은 30~40년 전에 먹은 음식이 원인"이라고 말한 바 있다.

이렇게 음식으로 인한영양 균형이 무너질 때 가장 먼저 벌어지는 일은 면역 기능의 저하, 나아가 소화 효소의 과다와 결핍으로 인해 세포가 질병을 일으키게 되고 이것이 곧 질병으로 이어지게 된다는 것이다.

예를 들어 혈압과 동맥의 문제라고 여겨지는 협심증을 보자. 협심증은 심장에 영양소를 보급하는 관상동맥에 지방 찌꺼기가 쌓여서 생기는 병이다.

다시 말해 그 원인은 단순히 혈압이나 동맥에 있는 것이 아니라 영양의 흐름이 원활하지 않아 생기는 질병이다.

이때 현대의학에서는 수술이나 약물 요법을 실시하지만

영양요법은 신진대사의 흐름이 약해졌다는 점에 주목하고
그 원인이 되는 음식을 조절하는 방향으로 대처한다. 또한
육류의 섭취를 줄이는 반면 신진대사를 촉진하고 세포를
재생시켜 지방의 과도한 축적을 막는 음식물과 영양소를
활용하는 것이다.

2) 영양요법은 식사로부터 시작된다

영양요법은 영양 처방 또는 식사요법이라고도 하며 영양
을 골고루 섭취하고 몸에 이로운 음식을 선별하는 이 요법
은 질병을 이겨낼 뿐만 아니라 환경에 대처하는 감정적 ·
정신적 요인까지 개선한다.

영양요법은 가장 먼저 환자의 증상과 식생활에서 주로
섭취하는 영양소와의 관계를 파악하는 데부터 출발한다.
여러 조사를 통해 환자에게 어떤 영양소가 과다하거나 부
족한지를 살펴 그 과다와 부족분을 균형 있게 조율해주는
것이다.

예를 들어 인스턴트식품의 남용과 불규칙한 식생활 습관

으로 부족해진 영양소를 보충하는 셈인데, 담배를 많이 피우는 경우에는 비타민 C와 비타민 E · β카로틴을 일반인보다 많이 섭취하도록 하며, 술을 많이 마시는 경우에는 비타민 B_1과 마그네슘을 더 많이 섭취하게 한다.

또한 임산부의 경우에는 태아 발육을 위해 폴산을, 갱년기 여성은 골다공증을 방지하기 위해 칼슘과 비타민 D를 많이 섭취하도록 한다.

특히 영양요법은 우리가 어떤 식단을 먹고 있는지를 면밀하게 파악하고 그것의 소화 흡수가 제대로 되고 있는지를 살핀다.

또한 정백된 설탕과 빵, 가공식품, 감미료 등을 절대적으로 경계하며, 현대인에게 부족한 미량 영양소인 비타민과 미네랄, 아미노산의 섭취를 권장한다.

다시 말해 고기보다는 신선한 야채나 과일을 많이 먹고, 백미보다는 현미를 먹는 식으로 일상적 식단을 조절하는 것이다.

언뜻 보면 간단한 변화같지만, 이런 식단의 차이는 우리의 생명과도 관계가 있다. 우리 몸의 일부를 구성하고 면역력과 관계하는 만큼 장수와 질병과도 직접적인 영향을 미치는 것이다.

히말라야 산중의 파키스탄 서북쪽에는 '훈자' 라는 작은 왕국이 있는데, 놀랍게도 이곳의 국민들은 85세 정도가 장년층에 속하고, 대부분의 사람들이 100세가 넘을 때까지 장수한다.

게다가 이곳을 방문한 의사들의 연구 보고에 의하면 90세에서 120세까지 다들 심장이 건강했고 치아도 튼튼했으며 머리카락은 윤기가 돌고 표정도 활력 있었다고 한다.

그런데 무엇보다 중요한 것은 이들에게는 일반적인 현대병도 드물고 특히 암 환자가 없다는 점이다.

그렇다면 이들의 건강과 활력의 비결은 무엇일까?

훈자는 히말라야 산맥이 가로막고 있어 외부 세계로부터 완전히 격리된 나라이다. 이곳의 주민들은 면양을 기르고 앵두나 살구 과수원을 가꾸며 산다. 그리고 이런 농법들에서 자연스레 화학적인 살충제를 전혀 쓰지 않고 있다. 그저 물에 횟가루를 섞어 병충해를 방지하는 정도가 고작이다. 그리고 이곳을 방문한 의사들이 주목한 것은 무엇보다 식습관이었다.

그들은 수수나 여러 가지 과일, 야채, 벌꿀, 콩류, 그 밖에

정제하지 않은 곡류를 주로 먹으며, 육식을 거의 하지 않았다고 한다. 게다가 이들의 하루 평균 섭취 칼로리는 1900Kcal로서 우리들의 평균 섭취량 3300Kcal에 비하면 매우 적은 양임을 알 수 있다.

또한 특이할 만한 풍경이 있었다. 이곳 사람 대부분이 앵두나 살구씨를 쪼개어 습관처럼 먹고 있었다는 점이다. 때로는 그것을 기름으로 짜서 먹기도 했다.

언뜻 이들은 빈곤하게 먹는 것처럼 보인다. 그러나 이들이 먹고 있는 과일과 콩류, 정제하지 않는 곡류 등은 온갖 미네랄과 비타민이 풍부한 음식들이다.

또한 이들이 살구 씨를 먹는 일은 대체의학에서 그 효과를 강조하는 살구씨 요법과도 유사하다.

다시 말해 이곳 훈자의 사람들은 대부분 생 채식을 하고 육류를 가급적 배제했으며, 나아가 과식을 하지 않았으며, 나아가 우리 몸에 필수적으로 필요한 여러 영양소들을 충분히 섭취하고 있었던 것이다.

실제로 이곳을 연구했던 의사들은 "건강을 지키기 위해서 입맛을 따라 먹기보다는 몸이 원하는 것을 먹어야 한다"고 강조했고, 돌아온 뒤에는 훈자에 대한 다양한 보고서들을 학계에 발표했다.

혹자는 건강을 챙기는 것은 평소 오리가 깃털을 간수하는 것과 유사하다고 말한다. 알다시피 오리는 꼬리 부분에 기름 주머니가 있다. 오리는 입에 그곳의 기름을 묻혀 틈틈이 깃털에 문지르는데, 그래야 깃털이 물에 젖지 않아 물 위에 떠 있을 수 있다.

그리고 위의 훈자의 사례는 우리가 매일 먹는 식단이 우리의 건강과 수명과 직접적으로 연결된다는 사실을 여실히 보여주는 동시에, 어떻게 하면 건강한 삶을 살 수 있는지 그 방향을 제시하고 있다.

3) 암까지 치료하는 영양요법

영양요법은 단순히 식단을 바꿔 면역력을 높이는 것만이 효과의 전부가 아니다. 나아가 질병 치료와 현대의 불치병이라는 암 치료에도 폭넓게 사용되고 있다. 어떻게 식단을 바꾸고 영양을 보충하는 것만으로 암을 치료할 수 있을까 의심이 들기도 할 것이다.

현재 우리나라에는 암환자를 위한 영양요법을 전문적으로 실시하는 병원이 거의 전무하다. 그 이유는 영양요법으로는 암을 고칠 수 없다고 생각하기 때문인데, 실제로 암환자의 영양에 대해서 언급하는 일선의 의사는 찾아보기 힘들다.

그러나 암환자에게 영양은 가장 중요한 부분이자 어떤 치료 방법을 택하건 영양요법이 우선시되어야 치료가 가능하며 완치율이 높을 것이다.

실제로 통계를 보면 암환자의 40% 이상은 영양실조로 사망한다고 한다. 또한 투병 중 적절한 영양요법을 시행한 환자들은 완치율이 높다는 것도 여러 연구를 통해 증명된 바 있다. 또한 암 치료에 대한 영양요법 개념은 기원전 한의학 서적에서도 그 기록이 나와 있을 만큼 오래된 것이다.

그렇다면 왜 암환자에게 영양이 중요할까? 우리의 인체에는 약 60조 개의 세포들이 살고 있는데, 이 세포들은 자기 복제를 통해서 생명을 유지한다. 암세포는 이 세포들의 기능 저하로 인해 병이 생기는 것인데, 사실상 우리 몸에는 매일 1000번 내지 1만 번 이상 암을 유발할 수 있는 DNA 의 마비가 발생한다. 그럼에도 우리가 암에 걸리지 않는 것은

DNA 완치기전과 면역계의 감시 체계가 유전자 손상을 통제하기 때문이다.

실제로 근래 암환자들의 가장 중요한 화두는 면역력이다. 면역계는 약 20조 개의 세포들로 이루어져 있으며, 바이러스나 암세포 같은 해로운 세포를 공격하는 동시에 나쁜 세포나 바이러스를 몸 밖으로 끄집어내는 역할을 한다. 그러나 암환자들의 경우는 여러 이유로 면역계가 제 역할을 하지 못하고 있다.

이때 영양요법은 제 역할을 하지 못하는 이 면역세포들의 양과 질을 개선시켜 암세포와 싸울 수 있는 능력을 키워준다.

바꾸어 말하면 암세포가 최초로 자리를 잡았을 때를 보자. 이때 면역계가 제대로 작동했다면 그 암세포는 사라졌을 것이다.

즉, 암세포가 눈으로 보일 만큼 커져 있다면 면역체계가 잘못된 것을 의미하며 따라서 초기 암의 경우에는 영양요법만으로 치료를 기대할 수 있다.

적절한 영양소가 면역 체계를 더욱 강화시켜 암세포를 자연 치유 할 수 있기 때문이다.

실제로 영양요법의 대표적인 암 치료 성공 사례로 알려진 것이 바로 브리스톨 요법과 거슨 요법이다.

질병은 결과적으로 우리 몸에 필요한 구성 물질의 평형과 균형이 흐트러지고 오염된 영양소의 섭취 등으로 면역 체계가 약해질 때 생겨난다. 당시 브리스톨 암 센터는 바로 이 점에 주목하고 자연식이 요법을 실시했으며, BBC방송국의 저널리스트 브랜드 키드만도 이곳에서 치료를 받고 기적적으로 암을 치유한 뒤 자신의 경험을 담은 〈암 영양 요법〉이라는 책을 펴냈다.

이 책에 의하면 브리스톨 암 센터의 포브스 박사는 우리 신체 내의 면역 시스템이 확실히 작용하는 한 체내에 암세포가 생겨도 활성화되지 못하고 소멸한다고 말한다. 또한 면역 시스템을 살리는 영양소와 에너지를 생채식을 통해 공급해 주면 놀랄 만한 효과를 거둘 수 있다는 가정을 세우고, 살구씨 요법, 포도 요법, 감자 요법, 미네랄 요법 등 자연 식이요법 등을 활용했다고 한다.

그런가 하면 거슨 요법은 독일 태생의 의사인 막스 거슨에 의해 창안된 치료법으로 암 등의 난치병에 상당한 효과를 거두고 있는 식사요법이다.

거슨 요법은 유기농 야채즙과 곡식으로 구성된 무염 식이와 제독을 위한 커피 관장을 활용한다. 철저한 관장으로 장벽에 붙은 독소들을 제거하고, 각종 비타민이나 미네랄을 흡수가 빠른 수분 형태로 공급해 혈액의 성질을 건강하게 만들어 주는 것이다.

결국 이 두 가지 요법은 균형잡힌 식사와 비타민, 각종 미네랄 등의 식품 영양 성분으로 질병을 치유한다는 점에서 같은 목표를 가지고 있다. 다시말해 이 요법들은 정통적인 대증치료와는 달리 질병의 원인을 인체의 전체적인 조직과 흐름에서 바라보아야 한다는 전체주의적인 치료 방법을 선택한 셈이다.

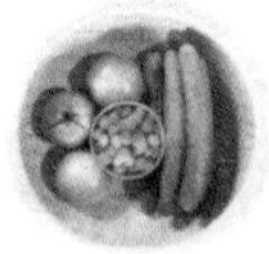

두부, 고기, 콩 중 한 가지라도 챙겨 먹어라

사람은 기름만 부으면 움직이는 기계와는 다르다. 끊임없이 세포가 숨을 쉬며 생명을 다한 조직은 떨어져가고 새로운 조직이 생겨나서 그 자리를 메워 향상성(homeostasis)을 유지한다. 이때 어떤 조직의 생성에 어떠한 영양소가 필요한지는 정해져 있다.

일반인에게도 영양에 대한 중요성은 무척이나 중요하지만 특히 질병을 앓는 사람들에게 균형 잡힌 식사와 좋은 영양상태의 유지는 질병과 투병할 수 있는 체력의 기반을 유지할 수 있는 요소 중 하나이다. 그러므로 인체에 필요한 영양소를 고루 갖출 수 있도록 조절하여 주는 것이 바로 영양요법이다.

암으로 진단받고 난 후에는 수술, 방사선 요법, 항암 화학요법, 호르몬 요법, 생화학적 요법(면역 요법) 등의 치료를 시작하게 된다. 이러한 치료들은 암세포를 죽이는 역할을 하는 동시에, 건강한 세포에도 피해를 입히게 되어 각종 영양적인 문제를 비롯한 여러 가지 부작용이 일어나게 된다. 또한, 우리의 몸이 암과 싸우려고 할 때에는 충분한 영양공급을 필요로 하고, 충분한 영양섭취를 하지 못하면 면역능력이 저하되고 치료의 효과가 지연될 수 있다. 그러나 대부분의 환자는 질병에 대한 스트레스와 치료에 대한 메스꺼움, 구토, 식욕부진, 입맛 변화 등과 같은 부작용으로 충분한 영양섭취를 못 하기 때문에, 최대한 정상적인 식사를 할 수 있도록 도와주어야 한다.

만성 통증 질환도 예외가 아니다. 오히려 세포의 교환 주기가 워낙 빨라서 엄청난 양의 영양물질을 필요로 한다. 수술 후 영양에 대한 환자의 인식은 매우 고무적이면서 만성 질환에서의 영양 관심은 거의 무관심할 지경이다. 우리가 아는 바로는 수술에 버금가는 영양공급 없이 환자가 회복하기는 거의 불가능하다. 특별히 복합 만성질환(당뇨, 결핵, 심폐질환, 천식, 신부전, 골다공증 등에 동반된 만성 통증환자)의 경우는 예후가 더욱 심각하다. 최근에는 장기 진통제 복용(스테로이드 제재 포함)에 의한 조직의 활성도 연구에서 영양의 중요성은 매우 중요한 것으로 보고된다.

갑상선 기능 저하증의 경우 요오드 부족으로 인한 발병이 가장 큰 원인이다. 탈모뉴스에 따르면 갑상선 기능이 저하되면 갑상선 분비가 잘되지 않으므로 피부가 건조해지고 체온이 낮아지며, 피로, 권태, 무기력, 신진대사가 저하되며, 모발의 발육에도 큰 영향을 끼쳐 탈모와 모발의 각화를 촉진하기도 한다.

갑상선 기능 항진증의 경우는 갑상선 호르몬이 과다하여 발병되는 경우로 새로운 성장기 모가 발육하기 어려워 대부분 휴지기 모가 빠지며, 체중감소, 안구돌출, 불안, 발한, 불면, 신경과민, 피로, 모발 탈락, 발열 등의 현상이 일어난다. 이 경우 우유, 참깨, 뼈째 먹는 작은 생선 등의 음식을 통해 영양을 섭취하는 것이 좋다.

특정한 질환에 특정한 영양소의 결핍은 필연적이며 영양소끼리의 상호 관계를 면밀히 고려하지 않고는 균형영양이라 할 수 없다. 그나마 영양제의 중요성을 인식하고 있는 환자들이 자의로 복용하는 제재를 분석하면 대개 정상인의 하루 권장치로 조제된 복합 비타민이 대부분이다.

그러나 처방이 필요한 환자의 경우 이보다 서너 배 많게는 10배 이상의 영양소가 필요할뿐더러 인체가 필요로 하는 230여 가지의 영양물질이 대부분 결여되어 있음으로 별 도움이 되지 못한다. 그러므로 정확한 처방에 근거하는 영양요법만이 영양결핍에 의한 질병의 악순환의 고리를 끊어줄 수 있다. 즉 균형영양 없이는 균형건강이 없다고 할 수 있다.

좋은 영양상태를 유지하기 위해서는 올바른 식

품 선택 및 배합을 통해 균형 잡힌 식생활을 하는 것이 중요하다.

균형 잡힌 식사는 우리 몸이 필요로 하는 5대 영양소가 골고루 배합된 알맞은 양의 식사를 말하며, 매일 모든 식품군을 빠짐없이 적당량 섭취하였을 때 균형 잡힌 식사를 할 수 있다.

2009-05-20 아이비타임즈

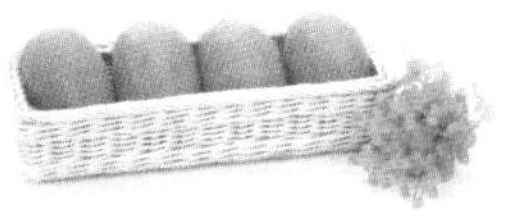

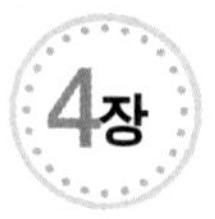

우리 몸에 꼭 필요한 영양소와 식품들

최근 우리 몸에 반드시 필요한 영양소와 그 영양소를 함유한 식품들의 정체가 여러 연구를 통해 널리 알려지면서 일상적으로 영양불균형에 시달리는 많은 현대인들에게 큰 도움이 되고 있다.

이번 장에서는 우리가 평상시 건강을 지키기 위해 섭취하면 좋은 영양소들과 식품들에 대한 간략하고 핵심적인 정보를 소개할 것이다.

현재 자신의 건강 상황을 고려해서 하나씩 읽다 보면 내 몸에 꼭 필요한 식품과 영양소는 무엇인지 지도를 그려볼 수 있을 것이다.

1) 미네랄

　미네랄은 우리 인체 내의 모든 생체기능을 조절하는 매우 중요한 물질로서 우리 인체 내에서 신경 자극의 전달, 근육 수축 등 15만 가지의 생화학적, 전기적 작용을 담당하는 각종 효소의 생성과 기능에 필수적으로 쓰인다. 만약 미네랄이 부족하여 이들 효소들의 기능이 정지되면, 인체의 모든 기능이 정지되어 죽음에 이른다.

　특히 미네랄은 인체 내의 모든 조직, 혈액, 세포들이 정상적 기능을 하는 데 있어 가장 적정한 산성도인 ph 7.35~7.45를 유지시켜 강력한 면역력을 갖추도록 돕는다. 칼슘이나 인, 나트륨 등은 뼈와 치아조직같이 단단한 조직을 구성하는 데 주요하게 쓰이며, 아연, 구리, 망간 등은 연결조직의 형성에 필수적이다. 미네랄은 그 밖에도 신체 내에서 많은 중요한 기능을 하는 호르몬, 효소, 비타민 등의 중요 구성 성분이 된다.

　마지막으로 미네랄은 신체 내에서 발생하는 활성산소나 음식물이나 호흡을 통해 들어오는 각종 외부 독소인 금속, 매연, 환경 호르몬 등를 해독한다. 따라서 우리 몸에 미네랄이 한 가지라도 없거나 부족하게 되면 이 독성물질에 대한 해독력이 떨어져 질병에 대한 면역력이 크게 약화된다.

2) 비타민

비타민은 각종 생리작용을 돕는 필수 성분으로 우리 몸의 거의 모든 활동에 관여한다고 봐도 과언이 아니다. 그런데 이 비타민은 몸에서 합성되지 않아서 반드시 식품을 통해 섭취해야 한다. 식품에서 제대로 섭취하지 못하면 야맹증(비타민A), 각기경(비타민B1), 괴혈병(비타민C), 곱추병(비타민D) 등의 비타민 결핍증에 걸린다.

하지만 비타민 열풍이 거세게 불고 있는 것은 단순히 결핍증을 예방하기 위해서만은 아니다. 오히려 비타민을 이용해 노화를 방지하고, 암이나 심장병 등의 각종 성인병을 예방하고 신체 활력을 증진시키려는 목적이 더 크다.

최근 연구에 따르면 비타민 C와 E, 비타민A의 일종인 베타카로틴 등의 항산화제는 노화를 유발하는 활성산소의 작용을 막아서 노화와 암을 방지하며, 면역력 역시 증진시키는 것으로 나타났다.

3) 효소

많은 연구들에 따르면 효소는 혈관 내의 콜레스테롤이나 혈전 문제, 정맥 관련 질환, 간헐적인 동맥질환 그리고 순환기 질환에 따른 암 등을 감소시키는 데 매우 효과적이라고 한다. 단적으로 효소 제품은 두 가지 방향으로 감염을 억제시키는데, 효소가 원래 가지고 있는 항염 기능뿐만 아니라 인체가 원래 가지고 있는 효소들의 활성을 자극해 인체의 면역체계를 활성화시킨다.

그래서 최근 들어 스테로이드 치료 대신 효소 치료법이 이용되곤 하는데, 효소 혼합물은 감염 부위를 빨리 치료하고 미세혈전을 용해시키는 속도를 증가시켜 혈관의 확장을 감소시키고 혈액 순환을 돕는다. 또한 영양분과 산소가 몸 전체에 골고루 공급되도록 해서 몸의 기능을 높여주는 것으로 잘 알려져 있다.

4) 허브

　요리 등에 소스 등으로도 쓰이는 허브는 라벤터, 라임블러섬, 레몬그라스 등 다양한 종류가 있다. 오일은 화장품, 향료, 약으로 이용되는데 두통, 신경안정에 효과가 높다고 한다. 또한 일부 허브는 진정작용, 경련예방, 저혈압, 소화 기능을 강화할 뿐 아니라 빈혈에도 효과가 좋다.

　이외에 많이 쓰이는 허브 중에 하나인 레몬밤은 뇌 활동을 높여 기억력을 증진시키고 우울증을 물리친다. 그리고 머리를 맑게 하므로 유럽에서는 학생들을 위한 일상 음료로 이용되기도 한다. 노화방지, 기억력촉진, 심장순환계 질병, 우울증, 신경성 두통, 소화 호흡기 질환, 기억력 저하 방지에 좋다.

　잘 알려진 로즈마리도 자주 쓰이는 허브이다. 로즈마리는 물에 목욕을 하면 피부를 부드럽게 하고, 근육 긴장을 완화시켜주며, 향기는 뇌를 자극하여 기억력을 촉진시켜주는 효과가 있다.

　마지막으로 페퍼민트는 여러 나라의 약전에도 올라 있는 귀중한 약초로, 위장병, 두통, 콜레라, 히스테리, 신경통, 류

마티스, 치통, 산욕열, 산통 등에 효과가 있고, 항염, 진통, 발한제 및 방부제로 쓰인다. 옛날에는 감기나 위장병에 약으로 달여서 마시거나 차로 만들어 마셨으며, 가을부터 꾸준히 마시면 겨울철 감기예방에 좋다.

5) 핵산

핵산은 항암 효과와 면역 증강 효과로 유명하다. 핵산은 세포 내에서 생합성이 이루어지는데, 예전에는 자연스러운 대사경로에 의해 핵산이 합성되니 음식물을 통해 공급할 필요가 없다고 생각했지만 최근 새로운 연구 결과가 나왔다. 골수, 뇌, 피부 등의 조직은 핵산 합성 능력이 약해서 음식물을 통한 핵산 공급에 도움이 된다는 것이다.

핵산은 그 분자량에 의해 저분자 핵산과 고분자 핵산으로 구분되는데, 저분자 핵산은 대사 경로에서 이용되기에는 지나친 분해가 이루어져 사용할 수 없는 경우가 대부분이라고 한다. 그래서 음식물로 섭취하는 것은 고분자 핵산이 효율이 좋다.

고분자 핵산은 식품으로 섭취하면 면역 증강 효과가 있다는 것이 연구 결과 밝혀져 프랑스에서는 이미 핵산 식품이 특허를 얻었고 국내에서도 핵산 제품이 판매 중이다.

6) 글루코사민

글루코사민은 가재, 게, 새우등의 갑각류나 오징어와 같은 연체류에 많이 존재하는 물질로서, 인체의 관절과 연골을 구성하는 매우 중요한 성분이다. 이 때문에 평소에 관절 사용이 많은 가정주부나 다양한 직종의 사람들에게 필수적인 건강식품으로 알려져 있다.

글루코사민이 관절 및 연골의 구성 성분을 보호하고 튼튼히 하는데 도움을 주기 때문이다.

관절 연골이 약하거나 영양 대사의 결핍 위험이 있는 직장에 근무하는 이와, 중장년 혹은 갱년기 여성, 관절 건강에 신경이 쓰이는 사람들에게 좋다.

7) 스쿠알렌

　스쿠알렌은 우라 인체 조직 내 도처에서 자연적으로 소량 생성되는 물질로 수심 1500m 깊이에서 발견되는 심해 상어의 간에서 많이 추출된다. 상어 간유의 85%정도가 스쿠알렌 성분이기 때문이다.

　천연 스쿠알렌은 체세포 조직에 풍부한 산소를 공급함으로 신진대사를 원활하게 한다. 실제로 몇몇 종의 상어는 3000 피트 심해에서도 서식이 가능한데, 이곳은 태양 광선과 산소가 거의 존재 하지 않으며 수압이 높아 매우 혹독한 환경이다.

　그리고 이런 환경에서 상어가 살아남을 수 있는 것은 상어 간에 있는 순수 스쿠알렌 덕분이다. 이 스쿠알렌이 상어의 몸에 산소량 대부분을 제공하고 체력과 원기를 공급하기 때문에 우리의 인체가 섭취했을 때 건강 증진에 효과가 있게 된다.

좋은 영양을 섭취하는 방법

1. 가능한 하루 세 끼 규칙적으로 섭취하고 어 육류, 채소류 등의 반찬을 골고루 섭취하며, 매끼 고기, 생선, 두부, 계란, 콩 등의 양질의 단백질을 한 가지라도 챙겨 먹는다.

2. 채소와 과일은 충분히 섭취하는 것이 좋으며, 우유, 두유, 요구르트 등의 유제품을 하루에 1개 정도 간식으로 섭취하는 것이 좋다.

3. 세 끼니 식사만으로 영양공급이 충분치 못할 때는 1회 식사량을 늘리기보다는 식사와 식사 사이에 간식을 섭취함으로 충분한 열량섭취를 한다.

4. 감염이나 열로 인한 수분의 손실, 설사 변비 등의 증상이 있다면 수분을 충분히 섭취한다. 수분손실이 증가될 시 탈수증상이 나타날 수 있기 때문이다.

우리 주위에는 각종 질병에 좋다는 건강보조식품, 민간요법 등이 넘쳐나고 있다. 또한, 정확하지 않은 정보와 무분별한 남용으로 많은 사람이 혼란을 느끼고 부작용을 경험하는 경우도 있다. 비과학적인 민간요법은 상당 부분 과장되거나 왜곡된 경우가 많으니 과학적 검증이 이루어진 것들을 선택해야 한다.

만약 질병을 가지고 있어 식이요법을 진행해야 하는 경우라면 반드시 의료진에게 상담 후 식단을 조절해야 한다. 의료진이 검증되지 않은 요법을 환자에게 권하는 경우는 없다. 약의 상호작용으로 환자에게 나타날 수 있는 변화를 예측하기 어렵기 때문에 전문 의료진과의 충분한 상담을 통한 권유와 권고를 기준으로 삼아야 할 것이다.

출처 - 아이비타임즈

8) 콜라겐

콜라겐은 인체의 뼈와 피부를 구성하는 아미노산 성분의

단백질을 뜻한다. 이 콜라겐은 우리 몸의 아주 중요한 구성 성분으로 세포와 세포를 연결하는 고리 역할을 하며 인체의 각 부위에 다량 함유되어 있다.

문제는 이 콜라겐이 18세 이후부터는 자체 생산이 저하된다는 점이다. 콜라겐 생성이 어려워지면 피부는 피하근육이 위축되어 탄력과 윤기가 없어지고 주름, 검버섯, 기미 등이 생긴다. 또한 뼈가 약해지고 골다공증, 관절통, 부종, 관절염이 생길 수 있고, 나아가 혈관에도 괴혈병, 동맥경화가 발생할 수 있으며, 탈모, 흰머리도 생길 수 있다.

도가니탕, 닭 날개, 돼지 껍데기는 콜라겐이 많이 함유되어있는 대표적인 음식이지만, 이 콜라겐 흡수율이 중요한만큼 흡수율 좋은 콜라겐이 많이 함유된 기능식품을 먹는것도 좋은 선택이다.

9) 아미노산

우리 몸은 세포들은 20종의 아미노산들이 재조합해서 결합된 단백질이 그 원료이다. 그렇다면 이 단백질은 어디서 얻을까?

　바로 음식물이다. 우리는 매일 같이 일상적으로 수십, 수백 가지의 음식물을 통해 영양을 얻으며, 이 영양분이 몸 안에 들어가 20종의 아미노산으로 분해되며, 분해된 아미노산이 혈관을 타고 세포로 전달된 후 여러 재결합 과정을 거쳐 단백질로 환원되어 각각의 기능을 수행하게 된다.

　예를 들어 헤모글로빈과 콜라겐 역시 모두 단백질인데, 이 모든 것이 아미노산의 결합에 의해 생성된다. 뿐만 아니라 심장과 두뇌, 신장, 간장 같은 우리 장기도 모두 아미노산의 결합에서 시작된다.

　따라서 아미노산의 부족이나 결핍 등은 이 모든 장기들에 심각한 질병을 불러오는 원인이 되고 이로 인해 신체 밸런스가 깨지면 건강을 잃게 된다. 또한 체내에서 합성되지 않는 필수 아미노산의 경우 반드시 음식을 통하여 섭취해야 한다.

10) 유산균

미생물 중에는 병을 일으키는 것도 있지만 몸에 아주 유익한 것들도 있다. 그 중에 대표적으로 우리 몸에 좋은 영향을 미치는 균이 바로 유산균이다.

유산균은 당류를 발효하여 다량의 젖산을 생성하고 부패를 방지한다. 젖산균이라고도 하며 김치를 비롯하여 요구르트나 치즈와 같은 발효식품에 많이 들어있다. 김치가 발효되면서 나는 독특한 신맛과 향도 이러한 유산균의 활동으로 인한 산물이다.

이 유산균은 병원성이나 유독한 세균의 성장을 막아주고 식품의 구성성분을 변화시켜 특유한 맛과 향기를 만들어낸다. 또한 대장 내부를 청소해주고 암세포의 증식을 억제한다.

김치에는 유산균 음료인 요구르트의 4배에 해당하는 유산균이 함유되어 있으며, 최근에는 건강기능식품으로 제조된 상품의 농축 유산균도 쉽게 구할 수 있다.

11) 클로렐라

클로렐라는 움직이는 부유 미생물 형태의 녹조 식물로 성장촉진인자가 함유되어 있다. 이 물질은 오염 물질을 정제해주고 세포분열과 신진대사를 촉진하며, 특히 세포 활성화 작용이 커서 빠른 신체의 피로회복에 좋다.

많은 운동선수들이 클로렐라를 즐겨 섭취하는 것도 이것이 체력유지에도 좋기 때문이다. 캡슐보다는 원재료 함량 100% 제품이 효능이 더 좋으며, 가능한 그 자체로 먹는 것이 가장 효과가 크다고 할 수 있다.

12) 알로에

알로에는 아프리카 희망봉이 원산지이고 즙액을 달인 것은 약재로 쓴다. 세계적으로 약 500여종이 보고되고 있으며, 그 중 6~7종이 약용으로 쓰이고 있다.

알로에는 여러 치료 효과가 있는데 그 중에 상처의 치유 효과가 대표적이고, 그 외에 항균, 항바이러스, 항궤양, 항알러지, 항염증, 항종양, 작용 및 일반 대사성질환 치료 작용이 있다. 이 중에 상처치유 효과는 가장 역사가 깊고 현재에도 피부 및 내부 장기의 궤양 등 여러 종류의 상처에 적용되고 있다.

또한 알로에는 간세포의 재생촉진 및 간암발생 억제효과가 있으며, 세포의 재생 및 증식유도 효과와 피부 또는 신체의 노화를 방지하는 효과도 유명하다. 또한 탁월한 보습효과 및 멜라닌 색소형성 억제 효과 덕에 피부 보호 및 미용용품으로도 이용된다.

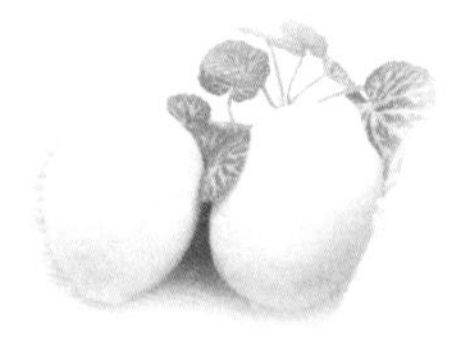

5장

노화를 예방하고 영양의 균형을
잡아주는 건강기능식품

　건강기능식품은 바쁜 현대인들이 간편하게 부족한 영양을 섭취하고 건강을 증진시키는 데 큰 도움을 준다.

　실제로 최근 선진국들은 물론 많은 국가들에서 건강기능식품산업이 하루가 다르게 성장하고 있다.

　식품의약품안전청의 집계에 따르면 2004년 2264억원의 매출에 그쳤던 건강기능식품 국내 판매액은 2007년에 6888억원으로 3배 이상 증가했다고 한다.

　이번 장에서는 이처럼 우리 곁에 더 가까이 다가온 건강기능식품의 요모조모를 따져볼 것이다.

1) 현대병을 예방하는 최고의 선택, 건강기능식품

우리가 두려워하는 현대병은 결코 단시간 내에 생기는 질병이 아니다는 것을 앞 장에서 살펴보았다. 평생에 걸쳐 몸의 영양 균형이 무너지고 무리한 생활습관을 가지면서 그 해독이 차곡차곡 쌓인 결과이다.

우리 몸은 균형이 무너지면 체내에서 산화장애가 일어나 여러 질병과 노화 증상이 시작된다. 이럴 때 영양요법을 권하는 의사는 비타민과 미네랄을 대량 투여해서 무너진 균형을 정상화시키는 처방을 하기도 한다.

마찬가지로 일상적인 섭식으로 우리 몸에 필요한 영양소를 보급할 수 있는 방법은 있다. 바로 건강기능식품의 섭취를 통해서 이루어 질 수 있다.

건강기능식품은 바쁜 생활 속에서 간편하게 섭취할 수 있도록 제조되어 있고 천연의 재료들을 사용하므로 화학성분의 피해가 없다.

또한 가공 과정에서 섭취가 용이할 뿐 아니라 흡수율을 높여주기 때문에 생 음식을 그대로 먹는 것과 다를 게 없어 효능면에서도 큰 효과를 기대할 수 있다.

물론 지금 내 몸에 이상이 없는데 굳이 건강기능식품을 먹을 필요가 있을까 하는 생각을 할 수도 있다. 그러나 앞에서도 살펴보았듯이 우리가 살고 있는 현대사회는 영양불균형을 발생시키는 수많은 요인들과 화학성분들로 가득 차 있다.

온갖 스트레스와 환경오염, 불규칙한 생활습관 등은 우리 몸의 영양을 고갈시키고 균형을 흐뜨려 놓는다. 이럴 때 적절한 건강기능식품의 섭취는 우리 몸에 충분한 영양 공급을 통해 최대한 균형을 유지하는 데 도움을 줌으로써 결과적으로 질병을 예방하고 삶에 활력을 더하는 가장 좋은 방법이다.

2) 가장 효과적으로 섭취하기 위한 3가지 조건

건강기능식품은 인체에 유용한 기능성을 가진 원료나 성분을 사용하여 정제 · 캅셀 · 분말 · 과립 · 액상 · 환 등의 형태로 제조 · 가공한 식품을 말한다.

여기서 기능성이라 함은 인체의 구조 및 기능에 대하여

영양소를 조절하거나 생리학적 작용 등과 같은 보건용도에 유용한 효과를 얻는 것을 말한다.

영양요법에서 건강기능식품은 중요한 치유도구이다. 다시 말해 일상적으로도 질병치유제로 훌륭한 역할을 해낸다. 그러나 이 좋은 건강기능식품도 어떻게 섭취하는가에 따라 그 효능이 달라질 수 있다.

첫째, 건강기능식품을 섭취할 때는 절대적으로 가공식품을 피하고 식품의약청이 인증한 제품을 섭취해야 한다.

둘째, 섭취한 내용물이 체내에 신속하게 흡수될 수 있도록 위와 대장의 상태를 전문가의 도움을 받을 필요가 있다.

셋째, 필요한 기능식품을 섭취하고자 하는데 과민성이나 알레르기가 있을 경우전문가의 상담을 통해 해결해야 한다.

이 3단계를 반드시 명심하고 건강기능식품을 선택하면 그 효과를 훨씬 높일 수 있으며 건강상태가 현저히 개선될 수 있다.

日 주부대상 '건강기능식품에 대한 의식 · 행동' 조사

일본 국민생활센터는 최근 도쿄시에 거주하는 20~69세 주부를 대상으로 '건강식품에 대한 의식과 행동'에 대한 조사를 실시했다.

이에 따르면 가장 신경을 쓰는 건강정보는 '생활습관병'으로 가장 많은 48.7%가 답했다. 이어 '비만' 39.1%, '노화' 38.8%, '골다공증' 36.8%, '콜레스테롤' 36% 등의 순으로 나타났다.

연령별로는 20대 1위는 '체형유지'가 51.8%였으며, 60대 1위는 '콜레스테롤' 49.5%로 세대간의 차이를 보였다.

건강식품에 대한 사용경험에서는 67.9%가 '경험이 있다'고 대답했으며, '현재도 사용중이다'

는 56.9%로 반수가 넘었다.

또, 건강식품 사용경험자는 연령대를 불문하고 건강식품을 두 가지 이상 사용하는 비율이 50%를 넘는 것으로 드러났으며, 그중 '4종류 이상'을 사용하는 사람도 7.4%나 차지했다.

사용빈도는 25%의 사람이 거의 매일 사용한다고 답했으며, 특히 40대에서는 30.3%로 매일 사용하는 비율이 높았다.

한편, 건강식품을 구입할 때 참고로 하는 것은 '건강식품의 포장 등의 설명'이 50.1%로 가장 많았고, '상품의 원재료 표시' 39.7%, 상품의 영양성분 표시' 36%, '인증표시' 35.6%., '주변의 권유' 29.4%, '제조자명ㆍ판매자명' 26.1%, '원산국표시' 21.3%, '브랜드명' 13.4%, '의사ㆍ약사의 권유' 12.6%, '판매원의 설명' 10.2% 등의 순으로, 예상외로 의사ㆍ약사의 권유가 낮게 나타났다.

구입처나 구입방법에 대한 질문에는 '수퍼나 약국'이 60.9%로 가장 높았으며, 통신판매는 '잡지' 20.5%, 'TV나 라디오' 10.8%, '인터넷' 6.4% 등이었다.

사용경험이 많은 건강식품의 종류로는 '비타민류'가 50.3%로 단연 높았으며, '미네랄류' 34.5%, '건강차 류' 24.5%, '콜라겐' 16.9% 등의 순으로 나타났다.

한편, 건강식품업계에 바라는 점은 '안전성의 확보'가 80.9%로 가장 높았으며, 기타 희망사항으로는 '내용성분의 표시' 53%, '안전성에 문제가 있었을 때 신속한 정보제공·회수' 52.4%, '과대광고를 하지 말 것' 50.7%, '품질관리의 강화' 43.4%, '저렴한 상품제공' 36.8% 등을 들었다.

출처 : 기능식품신문 2005.05.17

3) 좋은 건강기능식품을 구분하는 법

우리 주위에는 웰빙 열풍 덕분에 각종 건강기능식품이 홍수를 이루고 있다. 하지만 수많은 건강기능식품 가운데 내 몸에 꼭 맞는 제품을 고르기란 결코 쉬운 일이 아니다.

시중에는 다양한 건강기능식품이 나와 있지만 모두가 안전하고 좋은 품질인 것은 아니다. 건강기능식품을 고를 때에는 일단 정확한 기준을 파악하고 내 몸의 상태에 따라 적절한 식품을 골라야 한다. 또한 그 임상사례와 안전성, 가격 등도 중요한 요소이다.

식약청에 따르면 건강기능식품에는 제품포장지 앞면의 '건강기능식품'이라는 문구 또는 도안이 표시되어 있어야 하며, 이 문구나 도안이 없는 것은 식약청이 인정한 건강기능식품이 아니므로 주의해야 한다.

또한, 대학병원 · 의약품제조업체 등을 운운하며 질병의 예방 및 치료에 효과가 있다거나 의약품의 효능을 증가시킨다는 허위 · 과대광고도 주의해야 한다.

아울러, 국내 · 외 인터넷사이트를 통해 시중가격과 비교해 상당히 저렴하게 판매하는 제품은 정상적으로 수입 · 유통되지 않은 경우가 많아 안전성을 신뢰할 수 없으므로 구매하는데 신중을 기해야 한다.

식약청은 건강기능식품을 구입하기 전에 제품에 표시된 기능성을 확인하고, 특정식품에 알레르기가 있거나 질병의 치료를 위해 약을 복용중인 경우에는 전문가와 상담 후 구입할 것을 당부했다.

식약청의 인증을 받아 유통·판매되는 건강기능식품은 식약청 홈페이지(www.kfda.go.kr)의 '건강기능식품 제품정보'에서 확인할 수 있으며 기능성, 섭취방법 등 필요한 정보도 얻을 수 있다.

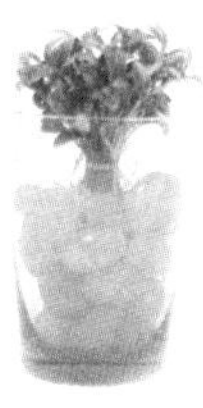

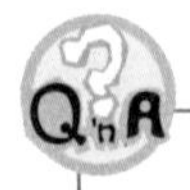

영양요법 Q&A 무엇이든 물어보세요!

Q : 40대를 넘어서는 중년 여성입니다. 영양 섭취에 신경 쓰고 싶은데 무엇을 중심으로 시작해야 할까요?

A : 중년 여성에게 무엇보다 중요한 것은 칼슘입니다. 여성의 경우 나이가 들수록 골밀도가 감소하고, 골절 위험이 높아지므로 반드시 칼슘 보충이 필요합니다. 또한 갱년기 여성의 신경 안정에는 비타민 B군이 효과적입니다.

비타민 B_6는 여성 호르몬을 만들 때 효소로 쓰이는 영양소로 여성호르몬 발란스를 유지시켜주고, 비타민 B_6, 비타민 B_9, 비타민 B_{12}는 혈중 호모시스테인을 낮춰주어 동맥경화, 치매를 방지합니다.

또한 이 비타민들은 항산화 작용을 해서 두뇌의 DHA 산화를 방지해 혈전 생성을 막아 혈관이 막히는 질환(뇌졸중, 심혈관)도 예방해 줍니다.

특히 비타민 C는 콜라겐 합성에 관여하여 피부탄력과 함께 근시 진행을 방지해 줍니다.

또 하나 오메가3인 DHA와 EPA도 갱년기 여성에게 꼭 필요한 물질입니다. 이 영양소는 관절의 통증을 느끼는 여성에게는 통증, 염증을 유발시키는 효소를 억제시킴으로 관절염에 도움을 주고 나쁜 콜레스테롤인 LDL콜레스테롤을 낮춰서 혈전이 생기는 것을 방지해 혈관 질환(뇌질환, 심혈관계 질환, 당뇨혈관 합병증 예방)을 예방해줍니다.

Q : 중년을 넘어서는 남성이 신경 써야 할 영양소로는 무엇이 있을까요?

A : 나이가 들면서 남성들에게 가장 빨리 이상이 오는 부분은 전립선입니다. 중년 남성의 전립선 문제에는 외부로부터 세균 침입을 막는 역할을 하여 요로감염을 예방해 주는 아연이 좋습니다. 또한 40대 후반이 되면 노화로 인한 시력 저하가 시작되고서 백내장 발생 위험이 커지는 만큼 항산화 식품을 많이 섭취해야 합니다. 베타카로틴과 비타민 C 등이 대표적인 항산화 영양소입니다. 이 중에 특히 비타민 C는 콜라겐 합성에 관여하여 근시 진행을 방지해 줍

니다. 또한 전립선염도 활성산소가 세포를 산화, 손상시켜 발생하는 만큼 항산화 영양제를 섭취하면 염증 완화에 도움이 됩니다.

마지막으로 오메가3 역시 DHA와 EPA는 염증을 유발하는 물질을 유발하는 효소를 억제해 염증을 완화시키고 콜레스테롤을 낮춰주는 데 효과가 있으며, 혈전이 생기는 것을 방지해 혈관 질환인 뇌질환, 심혈관계 질환, 당뇨혈관 합병증을 예방해 줍니다.

A : 일단 어린이의 시력, 성장 촉진 인자로서 뼈 생성, 발육에도 필요한 비타민 A가 가장 중요합니다. 비타민 B_3인 나이아신은 학습 집중에 도움을 주어 주의가 산만한 어린이에게 효과가 좋습니다. 또한 신경안정제인 세로토닌에 관여하는 비타민 B_6 역시 주의 산만한 아이들에게 효과입니다.

또한 엽산이라고 불리는 비타민 B_9가 부족할 경우 성장이 지연되고, 빈혈을 유발할 수 있으므로 충분히 공급해야 합니다. 비타민 C는 어린이의 콜라겐, 치아, 뼈 등의 합성에 관여하며, 항산화 역할을 해서 면역력을 높이고 감기예방에도 효과적입니다.

나아가 칼슘의 흡수를 높여 뼈를 튼튼하게 하는 비타민 D, 골격과 치아의 성분으로 칼슘의 균형을 맞춰주는 마그네슘, 결핍시 성장이 지연되고, 면역력이 떨어지는 아연 역시 중요한 영양소입니다.

마지막으로 골격을 형성하고 뼈대를 강화하며, 비타민 D와 함께 섭취할 경우 흡수가 촉진되는 칼슘도 잘 챙겨주도록 하십시오.

Q : 임신 중인 임산부입니다. 영양 섭취와 관련해 주의할 점을 가르쳐 주세요.

A : 임신을 하게 되면 위장에 문제가 생길 수 있습니다. 첫째로 임신 초기에 메스꺼움과 구토가 하루 중 아무 때나 발생할 수 있습니다.

이러한 증상은 소화되기 쉬운 당질 식품을 공복상태가 되지 않도록 소량씩 자주 먹어주고, 식사 시보다는 식사 사이에 수분 섭취를 하는 것으로 완화됩니다.

또한 튀긴 음식, 가스를 많이 발생하는 과일, 채소와 같이 위장에 부담 줄 수 있는 식품의 과식은 피하도록 합니다. 임신 중에는 운동 능력이 감소해 식도 하부에 역류가 있을 수 있습니다.

식후 1~2시간은 누워 있지 않는 것이 좋으며 소량씩 잦은 식사와 잠자기 전에 많은 음식을 먹지 않도록 하는 것이 좋습니다. 이때 몸에 꼭 끼는 옷을 입지 않아야 합니다.

A : 여드름은 대개 선천적으로 타고나는 경우도 있고, 아니면 호르몬 작용으로 의해 피지가 과다하게 분비되면서 이 부위에 세균이 감염되어 생기는 것입니다. 또한 여성들은 월경 직전 호르몬의 변화 때문에 여드름이나 뾰루지 등이 생길 수 있습니다.

만일 위장에 문제가 있거나 변비가 있을 때는 원인 질환을 먼저 치료해야 여드름도 치료될 수 있습니다.

또한 스트레스를 피하고, 안정적인 마음을 가지고 충분한 수면을 취하도록 해야합니다.

또한 영양소를 통해 여드름 개선을 원하신다면 비타민 A나 비타민 B군이 풍부하게 들어있는 식품을 적절히 섭취하는 것이 가장 효과적입니다.

비타민 A는 피부를 매끄럽게 만들고 피지선을 조절하며 병원균에 대한 저항력을 높여주기 때문입니다. 만일 이 비타민 A가 부족하면 피부가 거칠어지기 쉽고, 여드름이 쉽게 곪을 수 있습니다.

Q : 스트레스나 우울할 때 먹으면 좋은 식품이 따로 있나요?

A : 단정적으로 이야기하기는 좀 어렵지만 칼슘이나 마그네슘, 항산화 비타민 같은 영양소들을 섭취하면 정신 안정 효과를 기대할 수 있습니다.

칼슘이나 마그네슘은 뼈나 치아 구성에만 영향을 미치는 게 아니라 신경에 작용해 흥분을 가라앉혀 초조함, 긴장감을 덜어줍니다. 또한 마그네슘은 '스트레스를 없애는 무기질' 이라는 기능이 있습니다. 만약 칼슘이나 마그네슘 등의 영양소가 부족하면, 감정 조절이 잘 되지 않아 불안해질 수 있습니다.

- 칼슘이 많은 식품: 우유, 요구르트, 치즈, 다시마, 미역, 두부 등
- 마그네슘이 많은 식품: 현미, 양배추, 해바라기씨 등

또한 비타민 C와 E 역시 스트레스에 좋습니다. 스트레스가 발생하면 그것을 해소하기 위해 '코티졸'이라는 호르몬이 나오는 데 여기에 비타민이 필요합니다. 또한 이 두 비타민은 스트레스로 인해 발생되는 활성산소를 없애주는 최고의 항산화물질입니다.

- 비타민 C가 많은 식품: 레몬주스, 파슬리, 각종 과일, 양배추, 채소의 꽃, 피망, 딸기, 무청 등의 신선한 채소 등
- 비타민 E가 많은 식품: 옥수수유, 대두유, 소맥 배아유, 쌀겨 기름, 콩기름, 콩류 등을 섭취하면 보다 나은 건강한 삶을 찾을 수 있습니다.

영양 균형으로 지켜내는 건강한 삶

지금껏 우리는 영양불균형을 일으키는 현대사회의 삶, 편향된 치료로 환자들을 더 큰 고통으로 밀어 넣는 현대의학의 맹점, 새롭게 불고 있는 대체의학의 바람과 영양요법의 놀라운 효과들에 대해 살펴보았다. 아마 이 책을 읽으면서 많은 분들이 얼마나 스스로가 평상시 먹는 음식에 대해 소홀했는지, 우리 몸의 질병에 대해 얼마나 잘못된 편견을 가지고 있었는지를 깨닫게 되었을 것이다.

음식물은 우리 몸의 생명활동에 직접적으로 관련하는 가장 중요한 에너지원이자 우리 몸을 구성하는 주요 성분이다. 다시 말해 좋은 영양이 풍부하게 들어 있는 음식은 하나의 약과도 같으며, 그 반대일 경우 그 음식물이 독이 되기도 한다.

이 책은 풍요 속의 빈곤과 마찬가지로 영양불균형이라는 커다란 난제에 부딪친 현대인들에게 진정한 건강과 장수의 비결은 우리가 먹는 음식물에 있음을 알리고, 불균형한 식습관을 보조할 수 있는 영양요법의 필요성을 역설하고자 했다.

질병에 걸려야만 자신의 몸이 아프다는 것을 느끼는 것은 어리석은 일이다. 일단 증상이 나타났다는 것은 그만큼 우리 몸의 균형이 오랫동안 깨어져 있었음을 의미한다. 증상이 심해지기 전에 미리 미리 건강을 챙기는 예방이 최고의 치료법이라는 말도 그래서 나온 것이다.

그리고 영양요법은 우리의 일상 속에서 실천할 수 있는 가장 훌륭한 건강 지침이자, 질병과 싸우는 가장 훌륭한 방패이다. 건강은 단시간 내의 노력만으로는 이룰 수 없는 소중한 것임을 알고, 지금 당장 내 몸을 살피고 영양불균형을 해소하려는 노력이 절실하게 필요할 때이다.

MEMO

내 몸을 살린다 건강 시리즈

1. 비타민, 내 몸을 살린다 정윤상 | 3,000원 | 110쪽
2. 물, 내 몸을 살린다 장성철 | 3,000원 | 94쪽
3. 영양요법, 내 몸을 살린다 김윤선 | 3,000원 | 98쪽
4. 면역력, 내 몸을 살린다 김윤선 | 3,000원 | 94쪽
5. 온열요법, 내 몸을 살린다 정윤상 | 3,000원 | 114쪽
6. 디톡스, 내 몸을 살린다 김윤선 | 3,000원 | 106쪽
7. 생식, 내 몸을 살린다 엄성희 | 3,000원 | 102쪽
8. 다이어트, 내 몸을 살린다 임성은 | 3,000원 | 104쪽
9. 통증클리닉, 내 몸을 살린다 박진우 | 3,000원 | 94쪽
10. 천연화장품, 내 몸을 살린다 임성은 | 3,000원 | 100쪽
11. 아미노산, 내 몸을 살린다 김지혜 | 3,000원 | 94쪽
12. 오가피, 내 몸을 살린다 김진용 | 3,000원 | 102쪽
13. 석류, 내 몸을 살린다 김윤선 | 3,000원 | 106쪽
14. 효소, 내 몸을 살린다 임성은 | 3,000원 | 100쪽
15. 호전반응, 내 몸을 살린다 양우원 | 3,000원 | 88쪽
16. 블루베리, 내 몸을 살린다 김현표 | 3,000원 | 92쪽
17. 웃음치료, 내 몸을 살린다 김현표 | 3,000원 | 88쪽
18. 미네랄, 내 몸을 살린다 구본홍 | 3,000원 | 96쪽
19. 항산화제, 내 몸을 살린다 정윤상 | 3,000원 | 92쪽
20. 허브, 내 몸을 살린다 이준숙 | 3,000원 | 102쪽
21. 프로폴리스, 내 몸을 살린다 이명주 | 3,000원 | 92쪽
22. 아로니아, 내 몸을 살린다 한덕룡 | 3,000원 | 100쪽

※ 내 몸을 살린다 시리즈는 계속 출간됩니다.

건강이 보이는 건강 지혜를 한권의 책 속에서 찾아보자!

도서구입 및 문의 : 대표전화 0505-627-9784